NOTRE JEUNESSE EST EN DANGER

Dr CHRISTOPHE TZOURIO
ÉPIDÉMIOLOGISTE ET NEUROLOGUE

NOTRE JEUNESSE EST EN DANGER

Michel LAFON

Avec la collaboration d'Astrid Monet

14, boulevard de la Madeleine – CS 62204
75373 Paris Cedex 08

www.michel-lafon.fr

Avant-propos

« Quand la jeunesse se refroidit, le reste du monde claque des dents[1]. » Cette citation de l'écrivain Georges Bernanos reflète mon inquiétude, celle de voir une jeunesse française affaiblie, triste et anxieuse ; des jeunes n'arrivant plus à se projeter dans leur futur, et les conséquences que cela aurait sur toute la société.

Ma position particulière de médecin, neurologue et épidémiologiste, réalisant des études scientifiques sur plusieurs milliers d'étudiants à Bordeaux depuis une quinzaine d'années, m'a donné un poste d'observation unique. J'ai également eu des fonctions de terrain en tant que directeur scientifique du service de santé étudiants et comme « référent Covid » de l'université au moment de la pandémie de Covid-19.

La santé mentale des jeunes adultes est un sujet préoccupant qui, pour beaucoup de personnes, est apparu au moment de ladite pandémie de Covid-19. Mais il serait faux de réduire la santé mentale à cette crise sanitaire. Bien avant la pandémie, les études internationales montraient que près d'un tiers des étudiants déclarait un trouble psychiatrique[2]. Malheureusement la situation s'est aggravée depuis[3].

Lorsqu'on m'a proposé d'écrire un livre sur la santé mentale des étudiants, j'y ai réfléchi pendant plusieurs semaines. Mon hésitation principale était celle du manque de temps : bien que ma carrière professionnelle touche à sa fin, je reste impliqué dans des projets de recherche, et j'ai des responsabilités administratives et d'enseignement. L'impression de courir en permanence d'une réunion à une autre, d'une réflexion à une autre, fait partie de ma vie et je ne m'en plains pas ! Mais je sais d'expérience que vouloir insérer la moindre activité nouvelle dans mon emploi du temps est toujours compliqué. D'autant plus qu'il s'agissait là d'écrire un livre destiné à un public plus large que celui des chercheurs auxquels je m'adresse habituellement. Un défi considérable !

Cependant, plusieurs choses m'ont décidé à me lancer. Tout d'abord, ce livre me donne la possibilité de témoigner de l'état de la santé mentale des jeunes adultes, de son inquiétante évolution. Il me permet ainsi de continuer à alerter les pouvoirs publics sur ce problème de santé publique. Enfin, il est une façon de rendre justice à notre jeunesse, que je souhaite remercier publiquement et collectivement. Nos jeunes ont eu un comportement d'une grande maturité au moment de la pandémie. Ils ont fait preuve d'endurance et de solidarité. Or nos hommes et femmes politiques n'ont pas du tout reconnu l'épreuve à laquelle notre jeunesse était confrontée, et le courage qu'elle a dû rassembler pour y faire face.

Ma formation médicale a ancré en moi l'importance de l'expérience individuelle ; chaque patient a son histoire, son vécu de la maladie, et le rôle du médecin est de tenter de comprendre chacune des singularités qui se présentent à lui. Comme épidémiologiste, mon objet d'étude est la santé des groupes, des populations. L'épidémiologie et la santé des populations offrent une perspective différente, plus globale, du sujet de la santé mentale des jeunes. Elle permet de situer les déterminants de la santé mentale et de comprendre que certains, importants, ne relèvent pas de l'individu mais de son milieu, ce qui entraîne des conséquences importantes quant à la prévention.

Le mot « épidémiologie » évoque pour le plus grand nombre l'étude des épidémies, ce qui est exact. On a d'ailleurs vu au moment de la pandémie de Covid-19 une croissance accélérée du nombre d'épidémiologistes en France, certains s'attribuant l'étiquette d'épidémiologiste sans en avoir la formation ni l'expérience et faisant étalage publiquement de leur incompétence.

Mais l'épidémiologie permet d'avoir d'autres ambitions. En analysant la santé mentale de toute la population, malades comme bien portants, elle permet d'estimer le nombre de ceux qui sont malades mais n'ont pas eu de contact avec le système de santé. L'épidémiologie permet de voir la partie immergée de l'iceberg. On peut ainsi mesurer le problème dans sa globalité, observer quels sont les efforts à fournir pour identifier les personnes à risque élevé de maladie mentale, et éviter, par des stratégies de prévention, qu'elles basculent dans le stade de maladie avérée.

Les études récentes, y compris les nôtres, montrent la persistance de niveaux élevés de dépression, d'anxiété et de comportements suicidaires chez les étudiants[4]. Face à ce constat dramatique, les premiers mots qui me viennent à l'esprit sont ceux de Spinoza : « Ne pas rire, ne pas pleurer, mais comprendre[5]. » Ils s'appliquent très bien au sujet de la santé mentale chez les jeunes. Je m'explique.

Ne pas rire, c'est ne pas prendre à la légère ce problème, ne pas le négliger en pensant qu'il va passer tout seul. Mais c'est aussi ne pas étiqueter, ne pas stigmatiser ces générations, par exemple en les considérant comme des « générations fragiles ».

Ne pas pleurer, c'est éviter la dramatisation, le pathos. C'est ne pas considérer les jeunes comme des victimes.

Ne pas rire, ne pas pleurer, c'est quand ce cadre universitaire m'a demandé : « Mais tu ne crois pas qu'au fond, tout ça, c'est une mode ? Que les jeunes lisent partout que leur santé mentale est mauvaise et que donc, quand tu leur poses la question dans tes études, c'est ce qu'ils te répondent ? »

Comprendre, c'est tout d'abord essayer d'avoir la vision la plus exacte possible de la réalité du paysage de la santé mentale chez les jeunes. Une proportion d'entre eux est suffisamment atteinte pour nécessiter une prise en charge par des professionnels de santé mentale, et tout le défi est de pouvoir les aider à s'identifier et à aller chercher cette aide. Cela pose la question de l'offre de soins et du mauvais état du système de santé en psychiatrie. Les chiffres que nous produisons permettent d'alerter les politiques sur ces insuffisances et le risque collectif que cela nous fait prendre.

Pour vous accompagner, vous aussi, dans la compréhension de cette situation, j'ai commencé dans le premier chapitre par définir les principales maladies mentales et leur fréquence. Ensuite, dans le deuxième chapitre, je reviens sur la pandémie de Covid-19. J'explique que nous avons anticipé le fait que les confinements auraient des conséquences sur la santé mentale, tout particulièrement chez les jeunes adultes. Nous avons étudié l'ampleur de ce phénomène et ses causes. Dans le troisième chapitre, j'aborde le thème des malentendus qui alimentent des controverses masquant la réalité. Enfin, dans le quatrième et dernier chapitre, j'esquisse une description des moyens à mettre en œuvre afin d'apporter des solutions pour améliorer la santé mentale des jeunes et éviter, pour certains, l'évolution vers des maladies avérées.

J'ai voulu raconter ce que sont les études épidémiologiques en population, leur utilité, et la façon dont on les réalise. Mon but est de témoigner d'une science en marche, montrer sa construction presque en temps réel, en prenant comme exemple les études dont je suis responsable à l'université de Bordeaux.

La recherche est un travail d'équipe. J'ai écrit ce livre à la première personne, mais il est la résonance d'une aventure collective. Je dédie donc ces lignes à l'équipe extraordinaire qui m'a accompagné pendant toutes ces années. Nous avons vécu cette aventure parfois difficile, mais exaltante, de création d'études scientifiques dans lesquelles nous avons réussi à gagner la confiance de milliers d'étudiants.

Je voudrais aussi remercier tous les étudiants et toutes les étudiantes qui ont accepté, et acceptent encore, de nous confier des informations précieuses et intimes sur leur santé mentale. Ils nous aident à mieux mesurer ce problème à l'échelle de la population et à en comprendre les déterminants pour le bénéfice de tous. Vous retrouverez certains de leurs témoignages (que j'ai anonymisés) dans ce livre.

Œuvrer collectivement pour une meilleure santé mentale des jeunes est indispensable pour leur bien-être et leur succès académique. Mais c'est aussi un investissement dans la santé globale de la société, pour renforcer le lien de confiance entre les générations et permettre une meilleure cohésion sociale, afin de pouvoir affronter ensemble les crises à venir.

1

Le bien-être et la santé mentale des jeunes : de quoi parle-t-on ?

Le bien-être n'a jamais été autant à la mode qu'aujourd'hui. Il suffit de constater combien nous sommes abreuvés de publicités pour les thalassos, les livres de développement personnel, sans parler de la nouvelle tendance des coachs de vie.

Mais quel rapport existe-t-il entre bien-être et santé mentale ? Être en bonne santé mentale, « se sentir bien », est-ce simplement ne pas être malade ? L'OMS a proposé une définition plus large de la santé mentale comme « état de bien-être qui permet à chacun de faire face aux difficultés de la vie, de réaliser son potentiel, d'étudier et de travailler avec succès, et d'apporter une contribution à la communauté. La santé mentale est une composante intégrale de la santé et du bien-être et elle est plus que l'absence de maladie mentale[6]. »

On peut discuter du parfum productiviste de cette définition, mais quoi qu'il en soit, elle comporte un premier risque : détourner l'attention des maladies psychiatriques au bénéfice du bien-être. En discutant avec des collègues psychiatres, j'ai pu constater à quel point ils sont, à juste titre, préoccupés par cela. Notre système de soins en psychiatrie est au bord du gouffre. Les files d'attente s'allongent au-delà de ce qui est acceptable, y compris en pédopsychiatrie où il est essentiel de prendre rapidement en charge les patients. Quand j'ai appris que le Premier ministre avait annoncé que la santé mentale serait la grande cause nationale en 2025, je m'en suis réjoui comme tous les professionnels de santé. Mais nous avons rapidement compris qu'il n'y aurait aucun moyen supplémentaire… et s'arrêter aux effets d'annonce peut aggraver le ressentiment dans une telle situation de crise.

Observer la santé mentale par le prisme du bien-être fonctionne, car elle s'adresse ainsi à tous, sous la forme du développement personnel. Avec ses limites. Je ne voudrais pas paraître trop facilement critique : vouloir se sentir mieux, améliorer son rapport au monde au sens général est un but louable. Mais tous ces conseils, ces livres innombrables qui prescrivent la « bonne » façon de faire ou d'être laissent croire que « les solutions viennent de vous ». Ils présentent une vision biaisée du problème, centrée sur l'individu et ignorant les facteurs extérieurs qui ont pourtant une importance majeure à l'échelle individuelle et globale (celle de la population). Comment ne pas intégrer la maltraitance ou la négligence dans l'enfance, les questions de violence dans la famille ou le milieu de vie, la pauvreté et les problèmes économiques ? Pour un spécialiste de la santé des populations, cette vision centrée uniquement sur l'individu est problématique. Et ce livre est l'occasion pour moi de rappeler l'importance de ce qui environne l'individu, aussi bien dans la survenue de ses difficultés que dans la recherche de solutions pour les surmonter.

Malgré ce risque de mauvaise interprétation, la définition de la santé mentale proposée par l'OMS a un immense mérite : celui de ne pas ériger de frontière entre le bien-être d'un individu et le risque qu'il a de développer des maladies psychiques. Car il ne s'agit pas de deux catégories étanches, bien au contraire. Je fais partie de ceux qui pensent qu'il y a souvent un continuum entre le bien-être et la maladie mentale avérée[7].

Des facteurs de stress importants, un manque de soutien social, un passé personnel ou familial de troubles psychiatriques peuvent fragiliser l'équilibre psychique d'un individu et le rendre plus vulnérable au développement d'une pathologie mentale. Inversement, une « bonne » santé mentale, grâce à une bonne estime de soi, des relations sociales épanouissantes et une capacité à faire face au stress, peut agir comme un facteur de protection contre l'apparition de ces maladies. Comprendre cette interconnexion est essentiel pour développer des stratégies de prévention et d'intervention efficaces en matière de santé mentale. Se contenter de prendre en charge les personnes victimes de maladies psychiques, c'est laisser toute une population déjà en souffrance en dehors des radars, au risque de permettre à des formes graves de pathologies de se développer et de devoir les prendre en charge tardivement dans un système de santé à bout de souffle. Je souhaite donc aborder également dans ce livre la question de la prévention de la santé mentale.

Les principaux problèmes de santé mentale dans la population des jeunes adultes : stress, anxiété et dépression

Le stress, l'anxiété et la dépression sont les problèmes de santé mentale les plus fréquents chez les étudiants.

Stress et anxiété sont souvent confondus et utilisés indifféremment dans le langage courant. Même s'ils sont très liés, il est important de comprendre leurs caractéristiques propres et leurs mécanismes.

Le stress : une réaction normale... qui peut déraper

Quand on interroge des étudiants sur leur bien-être mental, le mot « stress » revient presque systématiquement. Et pour cause : la vie étudiante, avec ses exigences et ses incertitudes, est un terrain fertile pour ce type de réaction. Mais au fond, qu'est-ce que le stress ?

Les mécanismes du stress

Le stress est une réaction normale du corps à une situation perçue comme menaçante par le cerveau.

Cette réaction est principalement orchestrée par une structure cérébrale appelée l'amygdale, impliquée dans le traitement des émotions, notamment la peur, et qui joue le rôle de système d'alarme[8]. Elle alerte l'hypothalamus, qui déclenche alors une cascade de réactions physiologiques : le cœur bat plus vite, la pression artérielle augmente, la respiration s'accélère, les muscles se contractent. Ce mécanisme, connu sous le nom de « réponse au stress », mobilise tout l'organisme pour faire face au danger[9]. Deux hormones, l'adrénaline et le cortisol, souvent qualifiées d'hormones du stress, jouent un rôle clé dans cette réaction[10]. L'adrénaline provoque une réaction rapide en donnant un « coup de boost » pour réagir immédiatement – « fuir ou se battre » (*fight or flight* en anglais), comme à l'époque où un danger venait souvent d'un ennemi ou d'un prédateur. Le cortisol, lui, est libéré plus lentement et aide le corps à rester en alerte plus longtemps, en mobilisant les réserves d'énergie.

En résumé, le stress est une réaction aiguë et ponctuelle qui prépare à l'action. Une fois la situation passée, le corps revient normalement à son état d'équilibre. Le stress est donc un mécanisme adaptatif permettant une mobilisation rapide des ressources de l'organisme face à un danger imminent.

Quand le stress devient un problème

Tous les individus ne réagissent pas de la même manière au stress. Il s'agit finalement d'une expérience très individuelle[11], car une situation anodine pour l'un peut être angoissante pour l'autre, et vice versa. Les causes de stress sont multiples et varient selon les individus[12].

Quand le stress devient constant ou mal géré, il peut entraîner des effets néfastes sur la santé mentale. À force, le cerveau et le corps restent en alerte, même en l'absence de danger. C'est cette activation chronique qui peut mener à l'épuisement psychique et ouvrir la porte à des troubles anxieux ou se transformer en dépression[13].

> « Pendant les derniers gros partiels, j'avais du mal à dormir, je ruminais. À force, j'étais vidée, j'avais du mal à sortir de mon lit, et je n'arrivais plus à travailler ni à rien faire. » – Sarah, 22 ans, en master

Stress et vie étudiante

La période des études, surtout lors des premières années à l'université, est particulièrement propice au stress. Il faut souvent quitter sa famille, s'adapter à un nouvel environnement, gérer un budget serré, parfois trouver un job, tout en faisant face à une forte charge de travail.

Le stress académique est la conséquence des exigences liées aux études : enseignement différent de celui du lycée et nécessité d'une plus grande autonomie, quantité de travail à fournir, évaluations fréquentes, compétition, examens, attente des enseignants, etc. Ces contraintes font partie du système universitaire.

Difficile de passer outre les évaluations ! Il est cependant essentiel de réfléchir à la manière dont elles sont vécues. Trop souvent, l'évaluation est perçue comme une mise en danger, voire un jugement de valeur personnelle. Pourtant, un échec à un examen ou un devoir devrait simplement signifier que des efforts supplémentaires doivent être fournis.

> « J'ai l'impression qu'un échec veut dire que je ne vaux rien, que je n'y arriverai jamais. » – Léo, 19 ans, en licence

J'entends d'ici les commentaires : c'est évident, tout le monde est d'accord avec ça ! Certes, mais quand on compare notre système d'enseignement à ceux d'autres pays, on constate que depuis l'école, l'apprentissage se mène par la sanction. La bienveillance, l'accompagnement, la valorisation de l'effort, l'acceptation de l'échec ne sont généralement pas au rendez-vous. Plutôt que d'essayer de supprimer le stress, ce qui serait illusoire, on pourrait commencer par modifier les représentations collectives de l'échec, de l'évaluation, et plus largement du rôle de l'enseignement.

Le stress : mal du siècle ou mal nécessaire ?

Le stress est souvent décrit comme le mal du siècle dans nos sociétés et donc aussi à l'université. Je me rappelle m'être fait reprendre par une professionnelle de la santé mentale pour avoir évoqué l'idée qu'« un peu » de stress pouvait être utile à l'étudiant afin qu'il mobilise toutes ses ressources à l'approche d'une épreuve. Sa réponse avait été définitive : tout stress est à proscrire et tous les efforts sont nécessaires pour le faire disparaître ! Cette posture, largement partagée, me laisse perplexe : la stratégie d'évitement ou de (tentative de) suppression du stress est-elle souhaitable ? Faire le maximum pour rendre l'évaluation moins stressante me semble nécessaire, mais les situations de stress existeront toujours dans la vie étudiante et, plus tard, au sein du monde professionnel.

> « Le stress me pousse à réviser. Sans ça, je me reposerais peut-être trop sur mes acquis. » – Selim, 23 ans, en master

L'enjeu me semble double : d'une part, améliorer les conditions de vie et d'études pour limiter les sources de stress inutiles, d'autre part, aider les étudiants à mieux le gérer, en analysant ce qui déclenche le stress chez chacun (réactions physiques et émotions) et en apprenant à y faire face.

Sur ce deuxième enjeu, il existe aujourd'hui de nombreuses méthodes pour gérer son stress : relaxation, respiration, yoga, méditation en pleine conscience, cohérence cardiaque, techniques cognitivo-comportementales. Toutes peuvent fonctionner, il suffit de trouver celle qui nous convient le mieux.

Anxiété et dépression : quand la charge devient trop lourde

Si le stress est un signal d'alarme temporaire, l'anxiété et la dépression sont des états bien plus profonds et persistants. Et ils sont loin d'être rares chez les jeunes adultes. Ces troubles ne se résument pas à une angoisse passagère ou « un coup de mou », comme on peut parfois l'entendre : ils peuvent sérieusement altérer la qualité de vie, les relations sociales et la réussite académique.

Anxiété : l'inquiétude qui déborde

L'anxiété est un état émotionnel complexe d'appréhension, de tension et d'inquiétude face à une menace future perçue. Contrairement au stress, qui est déclenché par un stimulus identifiable, l'anxiété peut persister en l'absence de danger immédiat. Pour préciser un peu plus le mécanisme, l'anxiété est imputée à une mauvaise régulation des circuits cérébraux impliquant là aussi l'amygdale : dans les troubles anxieux, on observe souvent une hyperactivité de cette structure, entraînant une sensibilité accrue aux stimuli potentiellement menaçants et une réponse émotionnelle exagérée.

L'anxiété implique aussi le cortex préfrontal, la partie du cerveau responsable du raisonnement, de la planification et du jugement, mais également de la régulation émotionnelle, en exerçant normalement un contrôle inhibiteur sur l'amygdale.

Chez une personne anxieuse, ce cortex préfrontal anticipe le pire : il imagine des scénarios négatifs (échec, jugement, rejet…), même si aucune menace réelle n'est présente. Cela active à nouveau l'amygdale, comme si un danger réel existait. Le cerveau entre alors dans une sorte de boucle d'alerte permanente.

Le stress et l'anxiété sont donc étroitement liés. Une exposition répétée ou chronique à des facteurs de stress peut sensibiliser les circuits cérébraux impliqués dans la réponse à la menace, augmentant la probabilité de développer un état d'anxiété persistant. En d'autres termes, un stress répété peut favoriser l'apparition d'une anxiété chronique. Inversement, un état d'anxiété préexistant peut exacerber la réponse au stress face à des stimuli même mineurs, car le seuil de réactivité du système de réponse au stress est abaissé. L'individu anxieux peut interpréter des situations ambiguës ou neutres comme menaçantes, déclenchant une réponse de stress disproportionnée.

Cette réalité est d'autant plus importante que le cerveau des jeunes adultes est encore en développement. Le cortex préfrontal continue de mûrir jusqu'à environ 25 ans. Cela signifie que les capacités de régulation émotionnelle, de prise de recul ou de gestion du stress ne sont pas encore pleinement consolidées, ce qui peut amplifier la vulnérabilité aux troubles anxieux.

Chez les étudiants, cette anxiété peut s'exprimer de plusieurs façons : troubles du sommeil, difficultés de concentration, attaques de panique, évitement des cours ou des examens… Elle est parfois liée à une forte pression académique, mais pas uniquement. L'incertitude sur l'avenir, le manque de repères ou le sentiment d'isolement y contribuent également.

Une anxiété déclenchée trop fréquemment peut aboutir à des états anxieux permanents, comme l'anxiété généralisée qui dure plusieurs mois, ou à des attaques de panique, très spectaculaires, avec souvent une sensation d'étouffement, une peur de mourir ou de devenir fou. Ces manifestations exacerbées peuvent provoquer à terme une forme d'épuisement psychique aboutissant à une dépression[14].

> « J'étais de plus en plus anxieuse, parfois pour des riens, mais à force de tout garder pour moi, je suis tombée dans la dépression. Et après, je n'arrivais même plus à demander de l'aide. » – Emma, 26 ans, en thèse

Dépression : un état plus qu'un sentiment

La dépression dépasse largement le simple « coup de blues ». C'est un trouble de l'humeur qui s'installe dans la durée, pendant plusieurs semaines ou plusieurs mois. Les symptômes les plus fréquents sont les suivants : tristesse intense, perte d'intérêt, fatigue permanente, troubles du sommeil, baisse de l'estime de soi, difficultés à se projeter dans l'avenir…

Le diagnostic de dépression nécessite d'utiliser des critères définis par consensus et régulièrement discutés, parfois contestés, et actualisés. Le plus fréquemment, on se réfère aux critères du DSM (*Diagnostic and Statistical Manual of Mental Disorders*), mis au point par l'association des psychiatres américains. La cinquième version de ces critères, observable ci-dessous, montre la complexité de l'exercice nécessitant le recueil des informations par un expert – un psychiatre, le plus souvent. Leur définition, donc leur interprétation, comprend une part de subjectivité importante. Par exemple, comment définit-on l'insomnie ? Ce n'est pas détaillé et dépend donc de l'avis de l'expert. Je souligne au passage l'importance du critère B : pour qu'on puisse parler de dépression, les symptômes en eux-mêmes ne sont pas suffisants, puisqu'ils doivent avoir des conséquences sur le fonctionnement de l'individu.

Critères DSM V d'Épisode Dépressif Majeur
(version abrégée)

A. **Au moins cinq des symptômes suivants** doivent être présents **pendant une même période d'une durée de deux semaines** et avoir représenté un changement par rapport au fonctionnement antérieur. Au moins un des symptômes est soit une humeur dépressive (critère 1) soit une perte d'intérêt ou de plaisir (critère 2).

1) **Humeur dépressive** présente pratiquement toute la journée, presque tous les jours, signalée par le sujet (ex. : se sent vide ou triste ou désespéré) ou observée par les autres (ex. : pleure ou est au bord des larmes). N.B. : Éventuellement irritabilité chez l'enfant ou l'adolescent.

2) **Diminution marquée du plaisir** pour toutes ou presque toutes les activités pratiquement toute la journée, presque tous les jours (signalée par le sujet ou observée par les autres).
3) **Perte ou gain de poids** significatif en l'absence de régime (ex. : modification du poids corporel en un mois excédant 5 %) ou diminution ou augmentation de l'appétit presque tous les jours. N.B. : Chez l'enfant, prendre en compte l'absence de l'augmentation de poids attendue.
4) **Insomnie ou hypersomnie** presque tous les jours.
5) **Agitation ou ralentissement psychomoteur** presque tous les jours (constatés par les autres, non limités à un sentiment subjectif de fébrilité ou de ralentissement intérieur).
6) **Fatigue ou perte d'énergie** presque tous les jours.
7) **Sentiments de dévalorisation ou de culpabilité excessive ou inappropriée** (qui peut être délirante) presque tous les jours (pas seulement se faire grief ou se sentir coupable d'être malade).
8) **Diminution de l'aptitude à penser** ou à se concentrer ou indécision presque tous les jours (signalée par le sujet ou observée par les autres).
9) **Pensées de mort récurrentes** (pas seulement la peur de mourir), idées suicidaires récurrentes sans plan précis ou tentatives de suicide ou plan précis pour se suicider.

B. Les symptômes induisent une souffrance cliniquement significative ou une altération du fonctionnement social, professionnel, ou dans d'autres domaines importants.

C. Les symptômes ne sont pas attribuables à l'effet physiologique d'une substance ou d'une autre affection médicale.

Dépression et anxiété souvent associées

La cooccurrence de la dépression et de l'anxiété est un phénomène très fréquent et bien documenté[15]. On parle souvent de comorbidité, c'est-à-dire de l'existence simultanée de troubles anxieux et de trouble dépressif chez un même individu, avec des symptômes parfois difficiles à dissocier[16].

Les troubles anxieux et dépressif partagent plusieurs facteurs de risque communs, notamment génétiques, neurobiologiques (déséquilibres de neurotransmetteurs comme la sérotonine, la dopamine et la noradrénaline), psychologiques (styles de pensée négatifs, ruminations) et environnementaux (stress chronique, événements de vie traumatisants). De plus, l'un peut souvent prédire ou aggraver l'autre.

Comme dans de nombreuses maladies, les facteurs génétiques jouent un rôle important, mais celui-ci ne doit pas être surestimé. Une étude récente a par exemple identifié environ 700 facteurs génétiques dans la dépression sévère[17]. On comprend qu'un tel chiffre renvoie davantage à un puzzle très complexe qu'à une explication biologique simple, et que, contrairement aux annonces parfois tonitruantes, il ne faut pas trop attendre de la génétique dans ce domaine.

Les maladies mentales autres que l'anxiété et la dépression

L'adolescence et le début de l'âge adulte sont des périodes critiques pour l'apparition des maladies mentales, avec un pic autour de 14 ans. On estime que plus de trois quarts des cas de maladie mentale commencent avant 24 ans[18]. La plupart des « troubles psychiques sévères et persistants[19] », qui comprennent les maladies mentales chroniques telles que la schizophrénie et certaines psychoses dont le trouble bipolaire, débutent le plus souvent dans cette tranche d'âge[20]. Même si leur fréquence est plus faible que celle des troubles anxieux et dépressifs (voir graphique), leurs conséquences sont souvent lourdes ; ces maladies nécessitent un diagnostic et une prise en charge précoces, généralement par des équipes pluridisciplinaires comprenant toujours des psychiatres, à l'hôpital ou hors de l'hôpital, dans des centres médico-psychologiques qui délivrent des soins ambulatoires sur un secteur géographique donné.

D'autres maladies mentales sont également présentes chez les jeunes, comme l'anorexie et autres troubles du comportement alimentaire, ainsi que les addictions aux drogues licites et illicites.

Représentation de la fréquence des maladies mentales dans le monde chez les 20-24 ans selon le Global Burden of Disease (GBD) 2019[21] :

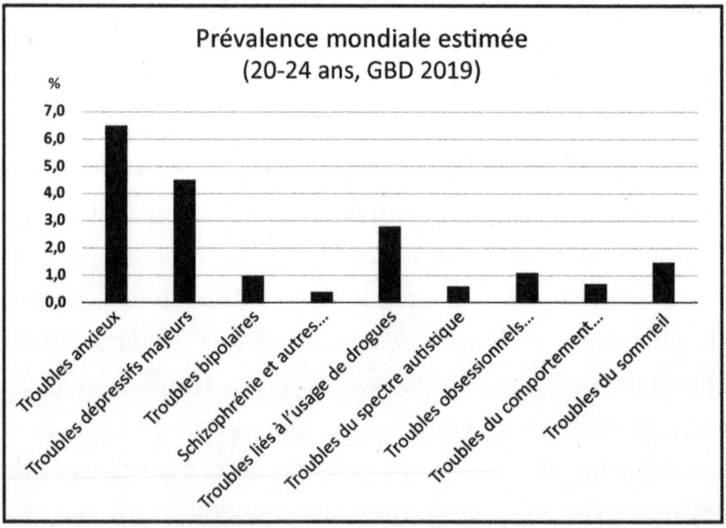

Même si les données ont été obtenues dans 204 pays, ce qui en fait la représentation la plus large existante, l'hétérogénéité des données et les méthodes employées ont été critiquées. Certaines pathologies comme le trouble de la personnalité limite (borderline), un trouble handicapant et assez fréquent (1 à 2 %), sont mal diagnostiquées et n'apparaissent donc pas dans le graphique. Ainsi, ce n'est pas le chiffre absolu qui est intéressant ici, mais le poids comparé des maladies mentales qui dénote l'importance des troubles anxieux et dépressifs sur la santé des populations.

Les problèmes de santé mentale entraînent des conséquences multiples, notamment une moins bonne réussite des études et une augmentation des abandons en cours de cursus. Un rapport parlementaire anglais estime qu'avoir des problèmes de santé mentale augmente le risque d'arrêt des études de 210 %[22].

Enfin, pratiquement toutes ces maladies mentales sont associées à un surrisque de suicide.

Le risque suicidaire

Le saviez-vous ?

Il existe un numéro national de prévention du suicide : **3114**.

Ce numéro a été officiellement lancé le 1er octobre 2021 à la suite de l'annonce du ministre de la Santé dans le cadre des Assises de la santé mentale et de la psychiatrie. La mise en place de cette ligne dédiée à la prévention du suicide constitue une réponse essentielle à l'une des problématiques de cette prévention : l'accès au système de soins et le maintien du lien entre celui-ci et les personnes en souffrance.

Chez les jeunes adultes, les suicides sont, selon les sources et les pays, entre la deuxième et la quatrième cause de mortalité. Et la dépression est le facteur de risque le plus important de comportement (ou conduite) suicidaire. Celui-ci inclut les idées suicidaires, les tentatives de suicide et les suicides. Les automutilations – généralement des scarifications pour soulager un trop-plein d'émotions négatives – sont parfois rangées dans les conduites suicidaires, mais pas systématiquement. Comprendre et classifier ces comportements demeure donc complexe.

Leurs conséquences sont dramatiques sur les proches et l'entourage. Il nous incombe d'engager toutes les actions possibles afin d'éviter ces drames. Il est primordial de pouvoir détecter la dépression, le risque suicidaire, et de prendre en charge les jeunes en souffrance.

Pensées suicidaires

Les pensées suicidaires proviennent d'un mal-être et d'une accumulation d'idées dévalorisantes. On se dit « je suis nul(le) », « personne ne tient à moi », et on en vient à penser que ne plus être là serait un soulagement pour tous. Réglons le cas de cette idée fréquente et fausse qui consiste à affirmer qu'une personne évoquant le suicide devant des proches le ferait par « chantage ». Le jeune qui exprime des pensées suicidaires est en détresse. Il est convaincu que la mort serait la solution à tous ses problèmes, car il ne parvient pas, ou plus, à trouver des solutions. S'il en parle devant des proches, il faut considérer cela comme un appel à l'aide, à en parler, et non comme du chantage.

On parle beaucoup du suicide, mais peut-être pas assez des pensées suicidaires, de cet état d'esprit qui précède parfois l'acte tragique et donne pourtant une occasion de le prévenir.

À ce sujet, je suis persuadé que lorsqu'il s'est mis à chanter *a capella* « L'Enfer » sur le plateau du 20 heures de TF1 en janvier 2022, Stromae a permis à beaucoup de personnes souffrant de pensées suicidaires de se sentir moins seules.

J'ai parfois eu des pensées suicidaires. Et j'en suis peu fier.
On croit parfois que c'est la seule manière de les faire taire.
Ces pensées qui me font vivre un enfer.

À la suite de ce passage télévisé, de nombreux médias et psychiatres se sont fait l'écho de la puissance de la chanson comme témoignage et des bienfaits qu'on pouvait en espérer pour alerter.

Il existe plusieurs stades dans la pensée suicidaire. Le premier consiste à se dire : « Au fond, la mort pourrait régler mes problèmes. Si je mourais, tout cela pourrait disparaître », « ça irait mieux, si j'étais mort ». Penser à sa propre mort pour se sortir d'une situation difficile montre combien celle-ci paraît inextricable chez l'individu concerné, créant une souffrance profonde. Ce n'est donc pas banal, mais c'est tout de même assez fréquent (un étudiant sur cinq dans l'étude i-Share), et la situation évoluant, les pensées suicidaires finissent par disparaître.

En revanche, quand ces pensées deviennent récurrentes, c'est le signe d'une souffrance bien plus grande ; il ne faut pas hésiter à poser la question de la fréquence des pensées suicidaires.

Quand on réfléchit à une manière de se suicider, on atteint un stade de gravité supplémentaire. Ces pensées, plus seulement passives mais actives, sont le signe que le risque de tentative de suicide est à son paroxysme. À ce stade, la recherche d'aide professionnelle et la prise en charge deviennent urgentes, d'autant plus qu'on ne peut pas véritablement prévoir un passage à l'acte qui revêt parfois un caractère impulsif.

Les tentatives de suicide

Elles ne donnent pas toujours lieu à une hospitalisation et leur fréquence est donc sous-évaluée. Pour l'OMS, il y aurait vingt tentatives de suicide pour chaque décès par suicide. Elles sont plus fréquentes chez les femmes. En France le Baromètre santé indique que les 18-24 ans sont particulièrement concernés : 13 % des femmes et 6 % des hommes rapportent avoir déjà tenté de se suicider au cours de leur vie[23]. On assiste d'ailleurs à une augmentation de la fréquence des tentatives de suicide dans cette catégorie d'âge.

Cet événement dramatique est aussi, pour les proches, un moment clé de révélation de l'intensité du mal-être dont souffre la personne et une occasion de retisser des liens avec elle. Cela permet de déclencher une prévention du suicide et un suivi par le système de santé, sachant qu'une personne sur quatre ou cinq refera une tentative de suicide plus tard, certaines pouvant malheureusement aboutir au décès[24]. Le dispositif de suivi VigilanS, mis en place après une hospitalisation pour tentative de suicide, permet, selon Santé publique France, de réduire de 38 % le risque de récidive dans l'année qui suit.

Tout le monde ne présente pas le même risque d'avoir une maladie mentale

Les études épidémiologiques permettent d'étudier les facteurs de risque des maladies – un facteur de risque étant une caractéristique associée à une augmentation du risque d'une maladie.

Dans le cas de la santé mentale, même si la recherche épidémiologique est plus complexe et moins développée que pour les cancers ou les maladies cardiovasculaires, de nombreux facteurs de risque ont été identifiés. Je n'en ferai pas l'énumération ici, mais j'en décrirai brièvement certains liés au contexte et à l'environnement dans lequel un individu naît et évolue. Je l'ai évoqué au début de ce chapitre : la santé mentale d'une personne est en partie conditionnée par son environnement.

Les femmes sont plus exposées à une mauvaise santé mentale que les hommes

Dans nos études, comme dans la plupart sur la santé mentale en population générale, les femmes apparaissent comme plus fréquemment victimes de dépression, d'anxiété, de stress, parfois de manière très sensible (dans i-Share, 31 % des femmes avaient une dépression modérée à sévère contre 18 % des hommes).

Pourquoi une telle différence ? Les femmes ont d'abord et simplement une plus grande capacité à parler de ces questions, à exprimer leurs émotions. Les hommes, eux, sont souvent dans le déni concernant leur santé mentale, tout problème en la matière étant vécu comme une fragilité impossible à assumer. Certains évoquent aussi le fait que les femmes gardent en elle leur stress, l'internalisent, et en souffrent quand les hommes peuvent plus souvent l'extérioriser à travers des activités comme le sport ou les jeux vidéo.

Des hypothèses biologiques, reposant sur le rôle des hormones ou les différences de taille de certaines structures cérébrales impliquées dans la réponse au stress, existent également.

Toutes ces explications sont intéressantes, voire pertinentes, mais elles ne reposent que sur de faibles échantillons, et parfois uniquement des modèles animaux. Je me méfie un peu de ces tentatives d'explication mécanistique ou psychologique qui négligent l'éléphant au milieu de la pièce : nos sociétés demeurent patriarcales, les femmes sont sous une pression constante dès leur naissance, elles se sentent traquées et donc fragilisées par le regard des hommes dès leur adolescence. C'est certainement une raison importante (la principale ?) de cette différence : les femmes sont tout simplement plus malades de notre société que les hommes.

Quoi qu'il en soit, reconnaître que les femmes sont plus exposées à des maladies mentales fréquentes comme la dépression et qu'il faut en tenir compte pour créer ou modifier les dispositifs de dépistage, de prise en charge et de prévention est essentiel pour les acteurs de la santé des populations.

Les traumatismes de l'enfance

Les traumatismes de l'enfance – en anglais, on parle d'*Adverse Childhood Experiences* – regroupent les événements traumatisants survenus avant l'âge de 18 ans, tels que les abus (physiques, émotionnels, sexuels), la négligence, ou la vie dans un foyer dysfonctionnel (violence domestique, addiction parentale, séparation des parents). Ces expériences négatives ont un impact à long terme sur la santé mentale et se retrouvent, par exemple, à peser sur la vie étudiante[25].

Une étude internationale a révélé que près de 40 % des étudiants rapportent avoir vécu au moins quatre traumatismes différents de l'enfance[26]. Ces étudiants présentent un risque beaucoup plus élevé de souffrir de dépression, d'anxiété, de stress post-traumatique et d'autres troubles psychologiques. Plus le nombre de traumatismes est élevé, plus le risque de détresse psychologique augmente[27]. Ces étudiants sont également plus susceptibles d'adopter des comportements à risque (consommation de substances, automutilation, comportements sexuels à risque[28]), et d'avoir des difficultés académiques, voire de décrocher[29]. Les traumatismes de l'enfance ont même été associés à un plus grand risque de comportements suicidaires[30].

Dans notre laboratoire, sur un échantillon de 959 participants de l'étude i-Share, nous avons montré que les traumatismes de l'enfance sont associés à des modifications de structures cérébrales comme l'hippocampe, ce qui suggère que les traumatismes peuvent avoir un retentissement physique sur le cerveau, notamment sur les structures impliquées dans la régulation des émotions[31].

Niveau socio-économique

L'existence d'un lien entre statut socio-économique (SSE) et santé mentale a été démontrée dans de nombreux pays[32]. Les pathologies anxieuses ou dépressives au cours de la vie sont plus fréquentes chez les personnes ayant un SEE plus bas (revenus et éducation)[33]. On parle même d'une « triple inégalité », car les individus à faible statut socio-économique pâtissent d'une plus grande fréquence des problèmes de santé mentale, d'une plus faible utilisation des ressources thérapeutiques (consultations et traitements) et d'une moins bonne perception de leur utilité[34].

C'est également le cas chez les étudiants : ceux issus de milieux socio-économiques défavorisés sont deux à trois fois plus susceptibles de développer des problèmes de santé mentale par rapport à ceux issus de milieux socio-économiques plus favorisés[35]. Rencontrer des difficultés de logement, d'alimentation ou être obligé de travailler au détriment du temps passé à étudier ont un impact sur la santé mentale. Des études ont montré que les étudiants de premier cycle ayant des difficultés financières présentent un risque accru de dépression, d'anxiété, de psychose, de dépendance à l'alcool et de problèmes globaux de santé mentale[36].

Mais il ne s'agit pas uniquement des difficultés matérielles au moment des études : cette disparité en fonction du SSE est observée de l'enfance à l'adolescence et jusqu'aux années universitaires[37]. Les événements de vie négatifs rencontrés dans l'enfance comme des agressions ou un abandon, souvent liés à des circonstances sociales défavorables, présagent des symptômes internalisés (comme l'anxiété et la dépression) jusqu'à l'âge adulte[38].

Il est terrible de constater que les jeunes ayant grandi dans des conditions socio-économiques difficiles continuent de porter ce fardeau durant leur vie étudiante. Ils se sentent généralement moins en contrôle de leur vie, moins acceptés dans leur milieu universitaire, tributaires de la société et du regard des autres, ce qui a une incidence sur leur santé mentale[39]. Enfin, un niveau d'éducation parentale et un revenu familial moins élevés sont associés à de moins bonnes connaissances sur la santé mentale. Cela se traduit par une moins grande sensibilisation aux problèmes de santé mentale, une recherche d'aide moins efficiente et un moins bon accès aux ressources si une prise en charge est nécessaire[40].

La solitude

La solitude est un sujet dont l'importance s'est amplifiée ces dernières années. On parle même d'« épidémie de solitude » et des rapports récents lui ont été consacrés, y compris par l'OMS. De nombreuses études ont confirmé l'association entre solitude et santé mentale, en particulier avec la dépression. Une analyse regroupant les données de plusieurs études montre que les personnes qui se sentent seules ont un risque deux fois plus élevé d'apparition d'une dépression[41].

Ce sentiment subjectif de solitude serait plus fortement associé à la santé mentale que l'isolation sociale – qui a une définition plus objective (vivre seul, avoir peu d'interactions sociales, un entourage limité)[42]. La pandémie de Covid-19, avec les consignes de distanciation sociale et les confinements, a aggravé cette situation, mais la baisse continue des interactions sociales était préexistante au cours des dernières décennies[43], tout comme l'augmentation du sentiment de solitude[44].

Les jeunes adultes sont tout autant touchés que d'autres populations, même si de l'extérieur, l'image que l'on a des campus donne l'impression que les étudiants sont en perpétuelle interaction les uns avec les autres, que les rencontres s'y font naturellement et régulièrement[45].

Je reste étonné de la méconnaissance de ce sujet malgré l'existence de nombreuses études scientifiques qui ne laissent pas de place au doute. Tout le monde est capable d'affirmer qu'un manque de sommeil ou d'exercice physique influe négativement sur la santé mentale, mais la solitude est encore trop considérée comme un problème personnel. C'est d'autant plus regrettable que certaines expérimentations (favoriser les rencontres, avoir une activité partagée) ont montré leur efficacité pour lutter contre la solitude chez les étudiants[46].

2

La santé mentale des jeunes : l'ampleur du problème et l'impact de la pandémie de Covid-19

Vous imaginez sans doute que la santé des jeunes adultes est un sujet très étudié depuis longtemps, parce qu'évidemment les pouvoirs publics ont à cœur que notre jeunesse aille bien. Détrompez-vous !

À l'occasion d'un état des lieux des études sur la santé des populations, demandé par le PDG de l'Inserm à la fin des années 2000, j'ai pu constater que la santé des jeunes adultes était une vraie *terra incognita.* Nous possédions à ce moment-là de grandes études épidémiologiques sur la santé des enfants, sur celle des personnes d'âge moyen ou âgées, mais rien concernant les jeunes adultes. Et il en était globalement de même en

Europe et dans le reste du monde. Dans les conclusions de notre rapport, j'avais donc souligné la nécessité de lancer une étude sur ce segment de population et dessiné en quelques points ses contours, ce qui préfigurait l'étude i-Share que nous avons mise en place quelques années après.

L'étude i-Share

- Échantillon de 21 000 étudiants volontaires, principalement des universités de Bordeaux et Versailles Saint-Quentin.
- Début en 2013.
- Financement public.
- e-cohorte : information, consentement, questionnaires sur Internet.
- Questionnaires initial (45 min) puis annuel (20 min).
- Examen clinique (poids, taille, vision, audition, examen ophtalmo, examen dentaire).
- Banque biologique et IRM cérébrale chez 1 800 étudiants.

Quelques caractéristiques de l'échantillon :

- Âge moyen : 21 ans.
- ¾ de femmes.

- Bac S : 56 %.
- Permis de conduire : 57 %.
- Résidence universitaire : 12 %.
- Boursiers : 37 %. Activités rémunérées : 39 %.

Pourquoi n'avions-nous pas d'études ?

La principale hypothèse est que la représentation collective concernant la santé des jeunes est naturellement optimiste : Comment pourrait-on être malade à 20 ans ? La plupart des maladies chroniques sont effectivement liées au vieillissement, et sont donc rares à cet âge. C'est notamment le cas des maladies cardiovasculaires et des cancers. Pour ces derniers, on observe malheureusement une augmentation préoccupante de leur fréquence chez les jeunes, sans que nous soyons capables d'en détecter les causes. Plus globalement, cette tranche de la population étant peu consommatrice de soins et de médicaments, elle n'est pas à étudier prioritairement pour les institutions publiques comme pour les laboratoires pharmaceutiques.

Il est également difficile de les faire participer à une étude ou à une enquête : sur un échantillon de dix étudiants, seulement deux ou trois vont finalement accepter de remplir effectivement les questionnaires. C'est un constat partagé par tous les spécialistes de la santé des populations travaillant sur cette tranche d'âge. La raison principale avancée par les étudiants eux-mêmes pour expliquer cette faible participation est le manque de temps. On observe également chez eux une certaine réticence à confier des informations aussi personnelles que leur santé, ce qui est moins le cas pour des personnes plus âgées.

Enfin, il faut probablement ajouter à cela un phénomène classique au sein de nos sociétés occidentales : la relative indifférence des générations actives ou plus âgées, donc celles parmi lesquelles se trouvent les décideurs, notamment dans les pouvoirs publics, par rapport aux jeunes adultes. Ce phénomène me semble avoir été présent dans nos choix collectifs au moment du Covid, mais il n'a jamais été reconnu pendant ni après la crise sanitaire[47].

Les études épidémiologiques pour évaluer la santé mentale des étudiants

Le terme « épidémiologique » peut prêter à confusion, car on pense immédiatement à l'étude des épidémies d'origine infectieuse. La recherche épidémiologique décrit les méthodes et les études permettant de mesurer l'état de santé d'une population et les facteurs de risque des maladies dans cette population.

Pour mesurer la fréquence des maladies mentales dans la population, nous ne pouvons pas nous appuyer sur des données existantes. Si on prend l'exemple de la dépression, les malades ne sont majoritairement pas hospitalisés, la plupart ne prennent pas de traitement, et ils ne sont donc pas identifiés et comptabilisés dans le système de santé. Sans parler de tous les cas de dépression pour lesquels les patients ne consultent pas et ne bénéficient donc pas de prise en charge. La seule solution est de mener des études épidémiologiques *ad hoc* sur la population. De quoi s'agit-il ? Le principe en est relativement simple : il s'agit d'interroger un ensemble d'individus (un échantillon) de cette population sur leur santé mentale afin de déduire la fréquence globale.

Pour mesurer la santé mentale dans la population, on utilise des échelles

Comme il est impossible qu'un psychiatre interroge tous les participants d'un échantillon (souvent des centaines ou des milliers de personnes), et que le diagnostic de dépression est particulièrement complexe (voir chapitre 1), des échelles composées de questions simples ont été développées pour se rapprocher au plus près de ce diagnostic. Par exemple, une échelle fréquemment utilisée pour la dépression est la PHQ-9 (Patient Health Questionnaire-9), qui repose sur quelques questions, chacune notée de 0 à 3. Un score global supérieur ou égal à 10 permet de définir un stade modéré à sévère de symptômes dépressifs.

Types de questions posées dans l'échelle PHQ-9

On demande au participant à quelle fréquence il a ressenti les émotions ou les pensées suivantes (jamais/plusieurs jours/plus de la moitié du temps/presque tous les jours) au cours des deux dernières semaines :

Avoir peu d'intérêt ou de plaisir à faire les choses,

Se sentir triste, déprimé ou désespéré,

Rencontrer des difficultés à s'endormir ou à rester endormi, ou trop dormir,

Se sentir fatigué ou avoir peu d'énergie,

Rencontrer des difficultés à se concentrer sur des choses telles que lire le journal ou regarder la télévision,

Penser qu'on serait mieux mort.

L'idée n'est pas ici d'entrer dans des considérations trop techniques, mais de vous permettre d'appréhender toutes les complexités scientifiques derrière des notions parfois galvaudées. Ce qu'il faut retenir sur ce point : ces échelles ont prouvé leur validité pour mesurer la sévérité de la dépression et sont un langage commun entre chercheurs travaillant sur la santé des populations, ce qui est précieux.

Avant la pandémie de Covid-19 : des chiffres déjà alarmants

La santé mentale des étudiants dans l'étude i-Share

Pour combler le déficit de connaissances sur la santé des jeunes, nous nous sommes lancés au début des années 2010 dans la réalisation d'une première grande étude sur la santé des étudiants : i-Share[48]. 21 000 étudiants ont été recrutés entre 2013 et 2017, ce qui nous a permis d'évaluer avec précision leur santé mentale avant la pandémie de Covid-19. Comme on le voit dans le tableau ci-dessous, les chiffres étaient déjà alarmants concernant le nombre d'étudiants souffrant d'un niveau anormal d'anxiété ou de symptômes dépressifs – dans la catégorie « dépression modérée à sévère » –, mais également au sujet des pensées suicidaires.

Les tentatives de suicide sont une crainte majeure et la conséquence dramatique d'une dégradation extrême de la santé mentale. Les pensées suicidaires fréquentes sont un marqueur important dans nos études, pas seulement parce qu'elles signalent un risque de passage à l'acte – qui reste heureusement rare sur l'ensemble des personnes ayant des pensées suicidaires –, mais parce qu'elles signent un niveau avancé de souffrance psychique. Quand on pense à en finir, c'est bien qu'on se sent dans une situation douloureuse et sans issue. Pourtant, la prise en charge des étudiants souffrant de pensées suicidaires fréquentes fait défaut : dans i-Share, seulement 30 % d'entre eux avaient été pris en charge.

	Fréquence	Échelle utilisée et seuil
Niveau de stress élevé	44 %	PSS4 ≥ 15
Anxiété modérée à sévère	58 %	STAI-Y ≥ 46
Dépression modérée à sévère	29 %	PHQ9 ≥ 10
Estime de soi très faible	26 %	Rosenberg < 25
Pensées suicidaires	23 %	Question directe

Fréquence des problèmes de santé mentale
dans la population de l'étude i-Share.

Malgré ces résultats que je trouvais inquiétants, et que je présentais régulièrement lors de conférences ou de réunions devant des auditoires variés (enseignants, cadres de l'université, journalistes, politiques), j'ai toujours trouvé surprenante la faiblesse des réactions.

Je crois que la plupart de ces représentants de la société étaient interloqués et avaient du mal à croire au mauvais état de la santé mentale de cette population.

Ou peut-être ont-ils vu des chiffres rassurants ? Car on peut en effet avoir une interprétation moins négative ou dramatique de ces résultats (le fameux verre à moitié plein). Si 29 % des étudiants sont déprimés, cela signifie que 71 % ne le sont pas ! La majorité des étudiants vont bien : ils arrivent à surmonter les difficultés qui se présentent, à s'adapter et à réussir leurs études. Je le rappelle régulièrement lors de mes conférences ou mes interviews : tous les étudiants ne sont pas déprimés ou suicidaires.

Cette interprétation rassurante doit cependant être nuancée sur plusieurs points. Premièrement, la santé mentale est fluctuante et peut changer en quelques semaines (ou mois), à l'échelle individuelle ou collective. La distinction entre une population malade et une population saine doit toujours être remise en question. N'importe qui peut faire une dépression à un moment de sa vie en fonction des circonstances rencontrées, même les personnes appartenant à une population privilégiée. Parmi les étudiants suivant des cursus prestigieux et issus de filières ou d'écoles très sélectives, qui viennent le plus souvent de familles aisées, on observe fréquemment des altérations de la santé mentale, des dépressions et des comportements suicidaires. Tout le monde peut être concerné.

Deuxièmement, il faut garder en tête que dans toute étude et tout constat, les scientifiques sont contraints d'utiliser des indices et de définir des seuils. Si cela permet d'obtenir une image assez juste d'un problème, il est clair que certaines situations individuelles peuvent aller à l'encontre de ces chiffres. Un étudiant n'entrant pas dans la catégorie de « dépression modérée à sévère » (en pratique, une échelle PHQ-9 inférieure à 10) peut malgré tout se retrouver en situation de souffrance psychique, l'empêchant de « fonctionner » normalement dans ses relations quotidiennes avec les autres étudiants ou avec sa famille, et de réussir ses études.

Concernant la santé mentale, comme avec d'autres maladies, on est davantage confronté à des personnes plus ou moins atteintes qu'à un tableau binaire de malades/non malades. Il y a toute une zone grise entre la dépression diagnostiquée et un fonctionnement psychique « normal », sans qu'on sache d'ailleurs très bien comment le définir. Or une grande partie de la population est précisément dans cette zone grise et peut basculer, selon les circonstances, aussi bien vers une amélioration et un bien-être psychique que vers une dépression. Il est essentiel de faire porter nos efforts de prévention sur ces personnes afin qu'elles ne basculent pas dans la maladie avérée avec toutes les conséquences que cela implique.

Indépendamment de ces considérations qui incitent à ne pas céder à la facilité de se rassurer à trop bon compte, il faut revenir au constat. Et il est sans appel : quand au minimum 20 % d'une population est en souffrance – je prends délibérément une estimation très basse –, il ne s'agit pas d'un problème marginal. On ne peut pas ignorer cette réalité et espérer que ce problème se réglera tout seul dans le temps. Il est nécessaire de le quantifier précisément, d'analyser les facteurs tant individuels que sociétaux, et de mettre en place des stratégies de prise en charge et de prévention, notamment pour les personnes les plus à risque (voir chapitre 4). C'est justement l'intérêt des études épidémiologiques de grande taille comme i-Share – et d'autres, réalisées ailleurs dans le monde. Elles permettent de chiffrer le problème et elles servent également à identifier les profils à plus haut risque de mauvaise santé mentale.

Les étudiantes souffrent d'une plus mauvaise santé mentale que les étudiants

J'ai parlé des différences entre hommes et femmes dans le premier chapitre, et nous en avons l'illustration avec i-Share.

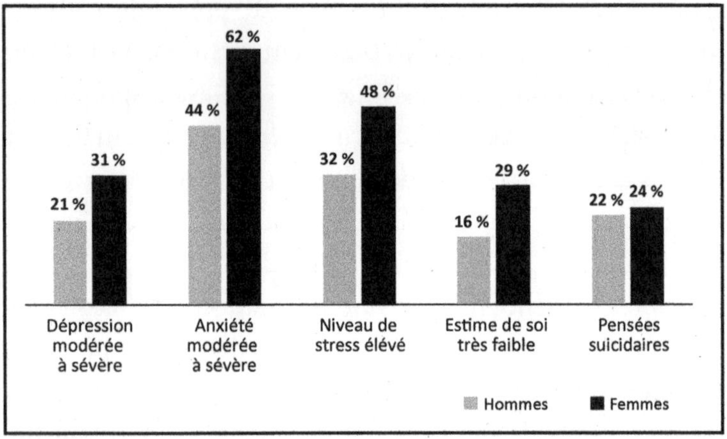

Fréquence des problèmes de santé mentale dans i-Share selon le genre.

Dans i-Share, 21 % des hommes souffraient d'une dépression modérée à sévère contre 31 % des femmes. Globalement, tous les paramètres de santé mentale sont moins bons chez les étudiantes que chez les étudiants. La différence est frappante et il est impératif d'en tenir compte pour adapter notre communication sur la santé mentale ainsi que la politique pour dépister, traiter et prévenir les pathologies mentales.

Les conditions matérielles

Il y a dans nos études une grande diversité de profils socio-économiques des familles des étudiants. C'est une particularité du système d'enseignement supérieur français par rapport aux Anglo-Saxons : les coûts d'inscription à l'université sont plus faibles qu'aux USA, en Australie ou en Angleterre, ce qui permet à des étudiants issus de milieux modestes de suivre des études à l'université. La France peut être fière de cette caractéristique positive, mais le trompe-l'œil est réel : depuis des décennies et sous les différents gouvernements, la paupérisation de l'université s'est aggravée et les familles sont de plus en plus sollicitées pour permettre à leurs enfants de suivre leurs études dans de bonnes conditions (notamment en dehors de l'université, à travers des écoles supérieures privées qui sont chères). Cette situation accentue les inégalités sociales et de réussite. Les exemples sont multiples et commencent par des besoins aussi élémentaires que se loger et s'alimenter. Comment ne pas avoir honte qu'une société aussi riche que la nôtre s'accommode de l'image des longues files d'attente d'étudiants s'approvisionnant aux banques alimentaires ? Comment réussir ses études quand, en plus de tout le reste, on doit se débrouiller pour trouver à manger, ou qu'on est contraint de sauter régulièrement des repas comme le montrent nos enquêtes ? Cela génère du stress, de l'anxiété, une détérioration de l'image qu'on a de soi. L'impact sur la santé mentale est évident.

La vie à l'université

L'entrée à l'université et la rupture avec l'environnement familial sont des facteurs de fragilisation de la santé mentale des jeunes. Outre les difficultés liées à l'enfance ou les traumatismes, l'arrivée à l'université est vécue par certains comme brutale, car ils sont confrontés à une accumulation de nouveaux défis : l'autonomie, en particulier pour ceux qui s'éloignent du domicile parental, la découverte d'un monde qui, sans être hostile, n'est pas facile à décrypter, la compétition, la peur de l'échec, l'inquiétude quant à un futur emploi, les moyens financiers très limités de beaucoup d'étudiants qui doivent travailler afin de financer leurs études.

Pour nombre d'étudiantes et étudiants, ce passage de la terminale à la première année d'études supérieures est un véritable bouleversement à cause duquel ils ont du mal à trouver leurs marques pendant une longue période. L'entourage familial compte énormément – même si les relations avec les parents ne sont pas toujours simples au quotidien –, et ceux qui se sont éloignés du domicile familial sont plus exposés aux difficultés d'adaptation à ce nouvel environnement. Cette catégorie d'étudiants, qu'on appelle « primo-entrants décohabitants », est connue pour être particulièrement fragile.

« Le premier mois, j'étais complètement perdue. Je ne connaissais personne, je ne comprenais rien aux démarches administratives, et je n'osais pas demander. Je n'avais pas encore Internet dans mon studio, alors tout était compliqué, même juste pour suivre les e-mails de l'université. Au bout de quelques semaines, j'ai commencé à avoir des crises d'angoisse. C'était la première fois que ça m'arrivait. Je pleurais sans raison apparente. J'ai pensé à rentrer chez mes parents, mais j'avais peur de passer pour quelqu'un qui abandonne. »
– Inès, en licence

Les étudiants étrangers entrent dans cette catégorie avec des conditions matérielles souvent plus défavorables quand ils viennent de pays en développement. De nombreux étudiants, souvent étrangers, ont témoigné dormir dehors à leur arrivée, dans l'incapacité de se loger du fait du nombre notoirement trop faible de places en résidence universitaire et des prix très élevés des logements sur le marché.

L'entrée à l'université correspond aussi parfois à un moment classique d'expérimentation, de prise de substances psychotropes telles que l'alcool, le tabac, le cannabis et autres substances illégales, mais aussi de médicaments contre le stress ou pour dormir. Dans i-Share, 47 % des étudiants avaient consommé du cannabis dans les douze derniers mois, et 6 % en consommaient au moins une fois par semaine. Ces consommations sont toutes associées à une moins bonne santé mentale, même s'il n'est pas toujours facile de distinguer la cause de la conséquence :

« Je suis stressé, donc je consomme de la drogue. » Consommer du cannabis de façon modérée est, selon les étudiants, une façon de « lâcher prise », en réduisant leur niveau de stress.

Ou :

« Je consomme de la drogue, ce qui m'amène à une situation de stress. » On sait qu'une consommation régulière de cannabis perturbe le sommeil, gêne la mémorisation, et peut donc être à l'origine de difficultés scolaires elles-mêmes sources de stress. Dans le cadre d'i-Share, nous avons montré que la consommation quotidienne de cannabis était associée à un doublement du risque d'insomnie[49]. Sans oublier que les variétés modernes de cannabis, très fortement dosées en principe actif, sont parfois à l'origine de crises psychotiques.

La pandémie de Covid-19 : révélation et aggravation de la situation

Un événement catastrophique comme une pandémie mondiale d'un nouveau virus occasionnant des hospitalisations et des décès, mais aussi des confinements, a un impact immédiat sur la santé mentale de chacune et chacun. Lors de la pandémie de SRAS (syndrome respiratoire aigu sévère) de 2003 au Canada, qui avait conduit à la mise en quarantaine de milliers de personnes, on avait observé que l'expérience de confinement était associée à des taux plus élevés de dépression et de symptômes de stress post-traumatique. Plus le confinement est long, plus ces symptômes sont importants[50].

C'est pour ces raisons que nous avons mis en place une nouvelle étude dès le début du confinement lié au Covid-19, Confins, grâce à laquelle nous avons mesuré la santé mentale de 3 783 participants entre mars 2020 et janvier 2021. Comme vous vous le rappelez, il s'agissait de la période couvrant le premier et second confinement, ainsi que la période intermédiaire de relâchement des restrictions à l'été 2020.

Nous avons pu recruter et comparer deux groupes : des étudiants, environ 1 300, et des travailleurs actifs âgés, en moyenne, de plus de quinze ans que les étudiants. Sur toute la période considérée, les étudiants avaient systématiquement des scores de santé mentale plus inquiétants. Comme on le voit sur le graphique ci-dessous, pendant le premier confinement, les étudiants étaient 36 % à déclarer des symptômes dépressifs contre 19 % des travailleurs[51]. À la sortie de ce premier confinement, la situation s'est améliorée pour les deux groupes. Mais c'est au moment du second confinement que l'écart s'est creusé de manière spectaculaire : plus de la moitié des étudiants (54 %) souffraient d'une dépression modérée à sévère, deux fois plus que chez les actifs (27 %). Les conditions matérielles plus précaires des étudiants ont certainement joué un rôle important, mais c'est l'isolement et la solitude qui ont le plus pesé.

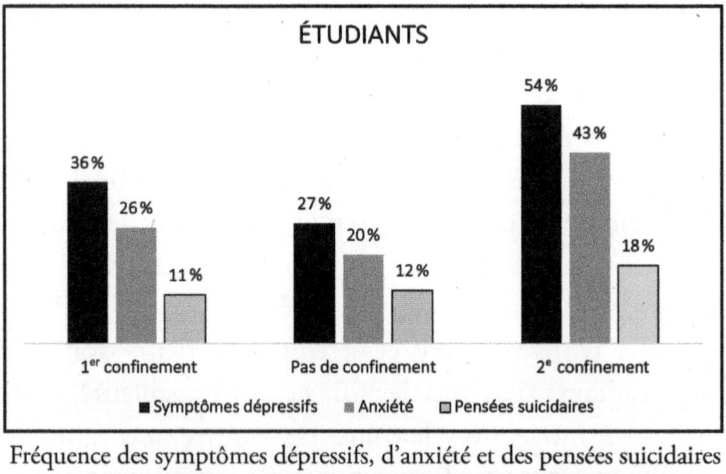

Fréquence des symptômes dépressifs, d'anxiété et des pensées suicidaires chez les étudiants au cours des périodes clés de l'épidémie de Covid-19 en France (Cohorte Confins).

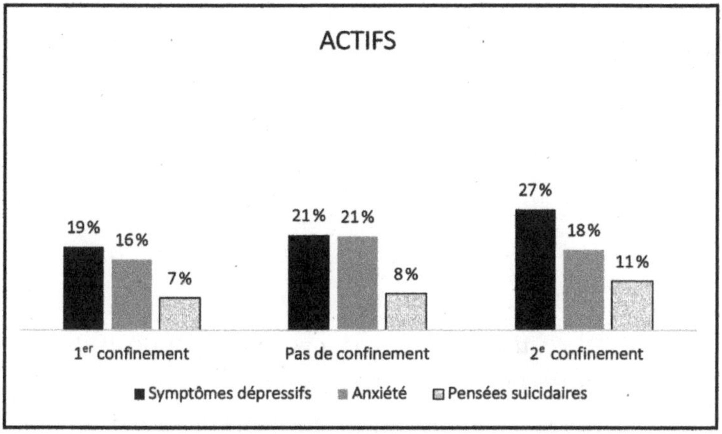

Fréquence chez les actifs.

La situation de la santé mentale des jeunes était mauvaise avant le Covid, mais largement ignorée. La pandémie, en l'amplifiant, l'a révélée aux yeux du monde. De nombreux journalistes, souvent jeunes, se sont emparés de cette question, tout comme certains politiques. Lorsque j'ai été auditionné par la commission des affaires sociales du Sénat et par l'Assemblée nationale, j'ai perçu leurs interrogations comme graves et sincères. Il est probable qu'au-delà des articles de presse, les politiques aient été témoins de la détresse des jeunes dans leur entourage. D'une certaine façon, et même si cela peut sembler paradoxal au regard des souffrances et des bouleversements créés par la pandémie, celle-ci a été bénéfique pour la mise au jour de l'état de santé mentale alarmant des jeunes.

Pourquoi la pandémie a-t-elle détérioré la santé mentale des jeunes ?

Notre santé mentale est affectée par de nombreux événements extérieurs, qu'ils soient géopolitiques ou environnementaux.

Les catastrophes naturelles, comme les tsunamis, les tremblements de terre ou les guerres, et la peur de la mort qui y est associée, sont également des événements traumatisants. Cependant, leur impact sur la santé mentale des populations est moindre par rapport à celui d'une pandémie. D'une part, ces catastrophes sont plus limitées dans le temps et l'espace. D'autre part, une pandémie virale est marquée par la difficulté d'entraide : l'autre, pouvant être contaminé, représente un danger. Enfin, l'épidémie de Covid-19, outre sa dimension mondiale, a duré particulièrement longtemps, lui donnant un caractère exceptionnel. La peur permanente d'une nouvelle vague régnait, chaque vague pesant davantage que la précédente sur les personnes les plus fragiles.

Culpabilisation et mépris

« C'est la faute des jeunes ! » Nous avons rapidement entendu cette musique dans les médias et les prises de parole de certains politiques : les jeunes auraient, par désinvolture et égoïsme, en maintenant leurs fêtes, contaminé le reste de la population. Dès qu'on apprenait qu'une fête « sauvage » avait eu lieu, la loupe des médias aidait une société paniquée à pointer son doigt sur les jeunes qui, comme souvent, ont fait office de boucs émissaires.

> « Quand ça a commencé, le couvre-feu et tout ça, on n'a pas trop réfléchi, mais c'était tellement énorme qu'on s'est passé le mot et on s'est tous retrouvés. C'était instinctif : il fallait qu'on soit ensemble. Et puis l'administration de l'école et la presse nous sont tombées dessus. C'était vraiment dur, car on était tristes et on avait un sentiment de honte dès qu'on se réunissait à plusieurs. » – Armand, en licence

Les jeunes ont vraiment cru qu'ils étaient responsables de la propagation de l'épidémie et cette culpabilisation est venue accroître leur fragilité initiale.

Je ne nie pas la survenue de rassemblements et de fêtes, qu'on peut imputer à une réaction instinctive face à l'interdiction de circulation de la part de jeunes gens qui ont précisément un besoin vital de se rencontrer, mais il ne s'agissait en réalité que de quelques événements isolés.

Ce que nous avons vu sur le terrain, c'était au contraire des jeunes très attentifs au port du masque et aux gestes barrières, particulièrement stressés de transmettre le virus à leurs parents et leurs grands-parents. Ils ont obéi à tout, en s'isolant même parfois plus que nécessaire. Le taux de vaccination a été très élevé au sein de cette population et nos études ont montré qu'il y avait assez peu de théories complotistes qui circulaient dans cette tranche d'âge.

Problèmes matériels

Beaucoup d'étudiants avaient un travail à temps partiel en parallèle de leurs études, leur permettant de subvenir à leurs besoins durant l'année universitaire. Privés de cette ressource, ils se sont retrouvés dans des conditions matérielles particulièrement difficiles, souvent contraints pour la première fois de recourir à l'aide alimentaire. Ceux qui habitaient dans les cités universitaires, seuls dans leur chambre et sans contact avec l'extérieur, ont vécu des confinements parfois extrêmes, tellement respectueux des consignes qu'ils osaient à peine sortir pour aller faire des courses.

La crise sanitaire a également bouleversé l'enseignement, avec le développement des cours en visio. Ces nouvelles méthodes ont généré de grandes difficultés pour une partie des étudiants : fracture numérique pour certains, méconnaissance de l'université et de la façon d'organiser son travail pour ceux en première année, disparition des stages professionnels et académiques. Les séances en visio ont été une épreuve pour tous, à commencer par les enseignants qui, en quelques semaines, ont dû adapter leurs cours habituellement donnés en amphithéâtre, devant des étudiants, pour se tourner vers la visioconférence et se retrouver le plus souvent devant des écrans noirs. Les étudiants, eux, ont eu beaucoup de mal à enchaîner des heures de cours dans leur chambre, devant leur écran, sans aucun camarade pour interagir. La fatigue occasionnée, la déréalisation, les informations contradictoires sur les examens ont entraîné un décrochage chez de très nombreux étudiants. Certains ont même complètement arrêté de se connecter aux cours.

> « C'est vrai que j'ai très peu de souvenirs des moments que j'ai passés isolé, enfin, confiné. Les jours se suivaient comme des taches floues. Et je n'ai pratiquement aucun souvenir d'un seul de mes

cours en visio, alors que je me souviens très bien de mes cours en présentiel juste avant le confinement. Au bout d'un moment, j'ai complètement décroché. » – Ivan, en licence

Confinement et isolement

La grande souffrance générée par le confinement a été la solitude, causée par l'impossibilité de se rencontrer. Comment créer ou maintenir des relations amicales et affectives quand on n'a pas le droit de sortir ? L'université était fermée et les étudiants ont souvent tourné en rond, se limitant pour beaucoup aux réseaux sociaux. Dans l'étude Confins, plus d'un quart des étudiants interrogés se déclaraient « tout le temps seuls », et presque 70 % disaient se sentir « assez souvent » ou « très souvent seuls », bien qu'il y ait du monde autour d'eux. Et cette situation s'est aggravée avec le Covid, car ces jeunes ont même perdu l'habitude d'aller vers les autres. Le sentiment de solitude est un indicateur très puissant de la souffrance psychique. Dans Confins, nous avons montré que les étudiants ayant un sentiment élevé de solitude (27 %) avaient quatre fois plus de risque de développer des pensées suicidaires[52].

C'est à cet âge-là que l'individu social se crée, qu'il devient autonome. Pour y parvenir, la chose la plus importante est de rencontrer ses pairs, de parler avec eux, de vivre des moments d'échange où on se construit une représentation par rapport aux autres et où on apprend à comprendre la variété des caractères et des comportements, une expérience fondatrice pour le reste de la vie. C'est non seulement important mais vital sur le plan de la santé psychique au sens le plus général. Qu'ils aient été privés de ces échanges s'est révélé particulièrement délétère.

Dans mes interactions avec certains décideurs, journalistes, parfois même enseignants, je perçois souvent un doute sur la gravité ou la réalité de l'impact du confinement sur le cerveau des adolescents et jeunes adultes. Pourtant, c'est bien du cerveau et de sa maturation qu'il s'agit. Cette dernière est particulièrement longue chez l'humain : on évalue généralement que les structures cérébrales continuent à se modifier et à s'organiser jusqu'à l'âge de 25 ans, comme l'a confirmé une collaboration internationale de grande ampleur à laquelle nous avons participé[53].

Une étude récente a permis de lever le voile sur les impacts du confinement sur le cerveau des adolescents[54]. Les auteurs ont pu mesurer la taille de différentes structures cérébrales et notamment l'épaisseur du cortex chez des adolescents avant et après les confinements.

Ils ont mis en évidence une accélération de la maturation cérébrale se traduisant par un amincissement du cortex (chez les personnes âgées, on parlerait de vieillissement cortical) particulièrement prononcé chez les femmes. Les régions cérébrales affectées (gyrus fusiforme, insula, cortex temporal gauche…) sont toutes liées à la cognition sociale : empathie, reconnaissance des expressions faciales, langage et communication dans les interactions sociales.

Cette étude confirme donc les conséquences directes et physiques des confinements sur le cerveau, en particulier chez les femmes et sur les zones impliquées dans l'intelligence sociale. D'autres études ont confirmé les conséquences des confinements sur les structures cérébrales.

Finalement, ce n'était pas juste une « grosse déprime », comme a pu le titrer un journal à cette époque[55]. Cette expression réductrice est un énième indicateur de l'ignorance de ce qui s'est joué chez les étudiants, et plus largement chez les jeunes adultes. Au contraire, quand on comprend la somme de contraintes imposées aux jeunes, on ne peut être qu'étonné par leur capacité d'endurance. Pas de manifestations massives, pas de révolte, pas de rejet radical des consignes sanitaires. Étonnant et remarquable. Mais cette résignation a eu un prix : ils ont gardé cela en eux, ils ont intériorisé ces contraintes et cette culpabilité qui ont abouti à une spirale de stress, de dépression, de pensées noires, et à un sentiment de décalage complet avec la société des adultes.

Toute cette période a entraîné des conséquences durables sur les apprentissages et la relation aux autres.

Où en est-on après la pandémie ?

Toujours à partir de l'expérience des pandémies précédentes et notamment celle du SARS de 2003, nous savions qu'elles pouvaient occasionner des effets à long terme sur la santé des individus et des populations. De plus, étant donné la forte dégradation de la santé mentale des étudiants observée au moment des confinements, il paraissait indispensable de l'évaluer après la crise sanitaire. Une nouvelle enquête a donc été mise en place à Bordeaux : l'étude Prisme.

Après un an de travail préparatoire, 2 208 étudiants volontaires ont été recrutés sur l'ensemble des campus de Bordeaux. Le questionnaire en ligne, de quelque 150 items, les interrogeait sur leur situation actuelle, leurs conditions de vie, leur demandait d'évaluer leur consommation d'alcool et de drogues, de décrire leur santé physique et psychique, ainsi que les difficultés rencontrées au quotidien.

Comme nous suivions la population étudiante à Bordeaux depuis 2011, nous avons pu modéliser son évolution entre la période d'avant le Covid et celle d'après. Le résultat est sans appel : un quart des étudiants souffraient de dépression modérée à sévère avant le Covid, contre 41 % aujourd'hui[56]. Une augmentation considérable ! Et tout est à l'avenant : pour l'anxiété sévère, nous sommes passés de 9 à 16 %.

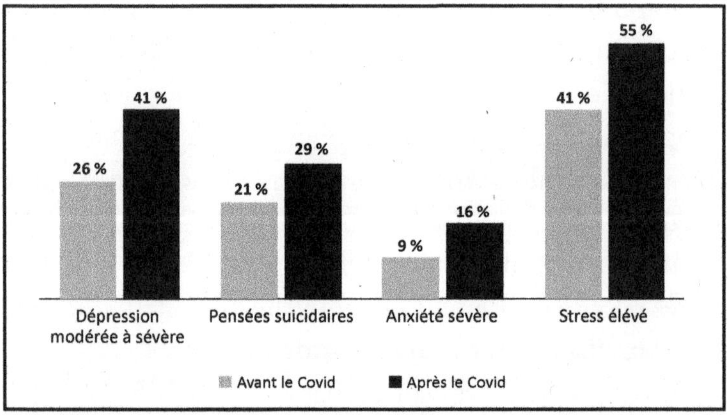

Évolution de la fréquence des problèmes de santé mentale entre les périodes précédant et suivant la pandémie de Covid-19.

Cinq ans après, on peut donc véritablement parler d'un impact prolongé du Covid sur la santé mentale de cette population. Ces résultats sont corroborés par les chiffres venant du terrain : les étudiants sont aussi nombreux que durant l'épidémie à demander des consultations psy, et nos collègues psychologues et psychiatres nous disent qu'il y a de plus en plus de cas complexes, nécessitant une prise en charge longue.

Nos études portent surtout sur des étudiants de Bordeaux, mais des chiffres globaux, comme ceux apportés par Santé publique France, confirment la surreprésentation actuelle des problèmes de santé mentale chez les 18-24 ans[57]. La crise sanitaire et les confinements ont également entraîné des conséquences dramatiques chez les 10-17 ans, et il y a actuellement une augmentation inquiétante du nombre d'automutilations (scarifications le plus souvent, mais aussi brûlures ou coups auto-infligés) et de tentatives de suicide chez les jeunes filles dans cette tranche d'âge[58]. Sur l'année 2021-2022, en comparaison avec la période 2010-2019, le nombre d'hospitalisation pour geste auto-infligé a progressé de 71 % chez les 10-14 ans, de 44 % chez les 15-19 ans et de 21 % chez les 20-24 ans. Les taux d'hospitalisation en psychiatrie ont connu une augmentation encore plus importante : +246 % pour les 10-14 ans, +163 % pour les 15-19 ans, +106 % pour les 20-24 ans

Le constat de nos études et des collègues enseignants ou soignants est celui d'une population de jeunes plus tristes et anxieux qu'auparavant. La solitude est très présente et couplée à des phénomènes d'inhibition sociale : l'isolement causé par les confinements semble avoir altéré leur intelligence sociale, leur capacité à nouer des relations. Ils sont en retrait et ont du mal à s'investir. Ces jeunes en souffrance n'ont pas une pathologie psychiatrique avérée et nécessitant d'être prise en charge, mais ils ne parviennent pas à « fonctionner » et à étudier correctement.

Ils sont perturbés dans leur vie quotidienne, et certains cas pourraient s'aggraver au fil du temps avec un risque de décrochage dans le parcours universitaire, de dépression, voire de comportements suicidaires dans le pire des cas. Ce qui est préoccupant, c'est qu'une partie importante de la population étudiante est concernée. Le problème est devenu populationnel. On a l'impression de voir éclore une génération triste et anxieuse, une tendance qui risque d'être accentuée par l'entrée dans l'âge adulte de ceux qui étaient adolescents au moment de la crise sanitaire et qui ont été durement affectés. La fragilisation de ces générations pourrait se faire sentir pendant les décennies qui viennent et nous ébranler collectivement.

Il ne faut pas pour autant baisser les bras, car ces jeunes adultes ne sont pas moins énergiques ou créatifs que les générations précédentes. Les sociologues nous disent qu'ils ont des capacités d'empathie et de solidarité probablement supérieures[59].

Comment pouvons-nous les aider ? Il faut commencer par nommer les choses : reconnaître que les conséquences de la crise sanitaire sur leur santé mentale ont été négligées et que ce problème est toujours d'actualité. Même cinq ans après le début de la pandémie, il n'est pas trop tard ! Les politiques, à tous les niveaux, devraient mettre ces questions sur la table, organiser des espaces de discussion pour écouter les témoignages et chercher des solutions. Le simple fait d'en parler est déjà une preuve de solidarité envers ces générations.

Il ne faut bien sûr pas en rester là, mais en ce qui concerne les dommages sur les relations entre personnes, l'aggravation du sentiment de solitude, la tristesse générale, une grande partie de la solution viendra des jeunes eux-mêmes – c'est pour moi une évidence. Il est possible qu'en reconstruisant leurs relations interindividuelles, en quelque sorte figées au moment de la crise sanitaire, qu'en inventant de nouveaux modes d'échange et de construction collectifs, ces générations réussissent à tirer du positif de cette épreuve intense, leur permettant non seulement de la dépasser mais aussi de se préparer à celles à venir.

3

Les controverses

Très souvent, lors d'interventions devant des publics différents – chercheurs, enseignants, représentants du monde politique et de la société civile –, j'ai été confronté aux mêmes questions, aux mêmes évidences.

Elles reposent pour beaucoup sur des a priori, de la méconnaissance, mais d'autres sont tout à fait naturelles. Je ne cherche pas à juger ou à me moquer, mais plutôt à ouvrir le débat et esquisser des réponses.

La formulation vous paraîtra parfois caricaturale, mais c'est avant tout pour poser les problèmes de manière claire.

« Est-ce que ce ne sont pas simplement des générations fragiles ? »

Je ne compte pas le nombre de fois où j'ai entendu cette réflexion, soit exprimée de façon aussi directe, soit avec plus de circonvolutions et, manifestement, une petite gêne à poser une question aussi simpliste. Évoquer une fragilité en quelque sorte congénitale, ou liée au monde actuel, à l'éducation, ou que sais-je encore, c'est donner une explication globale et définitive à l'état de la santé mentale des jeunes adultes. Inutile de chercher ailleurs !

Les générations actuelles sont-elles plus touchées que les précédentes ?

Il semble bien qu'il y ait une dégradation de la santé mentale des adolescents et des jeunes adultes ces dernières années. Nous manquons de données longitudinales, d'enquêtes de suivi, en France comme ailleurs dans le monde, mais nous disposons quand même de quelques indicateurs. Par exemple, une étude canadienne a comparé deux échantillons d'un peu plus de 1 000 adolescents observés dans les deux mêmes lycées à vingt ans d'écart (années 2000 versus années 2020). Elle confirme l'accroissement des symptômes anxieux et dépressifs dans le groupe le plus récent, et ce n'est pas la pandémie de Covid-19 qui est en cause[60].

Est-ce pour autant lié à leur propre fragilité ou les générations actuelles sont-elles confrontées à un monde plus complexe, plus anxiogène, ce qui entraînerait une dégradation de leur santé mentale ?

Quelles seraient les causes de cette fragilité ?

Quand un interlocuteur m'interpelle sur la question de la fragilité, je lui renvoie la question. Et là, c'est toujours le même discours : il évoque l'absence d'autorité des parents, le phénomène de l'enfant roi, les suites de Mai 68, etc. On parle de « parents hélicoptères » pour désigner les baby-boomers qui auraient surprotégé leurs enfants et les auraient ainsi privés de l'expérience de l'échec et de la frustration. Cette éducation aurait eu pour conséquence d'exposer les enfants à une forme d'anxiété, à une absence de confiance en soi, les rendant ainsi plus fragiles. Mais ce ne sont que des hypothèses, et l'analyse groupée de toutes les études ne permet pas de conclure sur ce sujet[61].

Quoi qu'il en soit, savoir si les générations actuelles sont plus fragiles ou non ne résoudrait pas le problème. Au mieux, notre prisme de lecture se verrait légèrement modifié et certaines personnes seraient rassurées d'avoir trouvé la cause. Car la souffrance est réelle, et se contenter d'affirmer la fragilité des jeunes en tant que population globale n'apporte ni solution ni perspective.

Sans compter que cette évidence évite tout questionnement sur les générations précédentes, sur l'enchaînement des causes et des conséquences : « Comment en est-on arrivé là ? Quelle est notre part de responsabilité ? »

Évoquer cette fragilité est, pour moi, une forme de déni devant le constat très gênant, douloureux, d'une jeunesse qui va mal. C'est au fond lui renvoyer la responsabilité de son état et dire qu'il n'y aurait pas de problème si les jeunes n'étaient pas si fragiles.

L'écoanxiété

J'ai déjà évoqué les multiples contraintes dans lesquelles vivent les jeunes actuellement, qui les empêchent de se projeter dans l'avenir et les fragilisent collectivement. Je souhaite m'attarder ici sur l'écoanxiété, qui est spécifique de ces générations.

D'abord pour dire que je n'apprécie pas vraiment ce terme. Il est utile, et tout le monde le comprend, mais le mot « anxiété » renvoie spontanément à une pathologie individuelle, une forme de trouble mental à soigner. En parlant d'« écoanxiété » chez les jeunes, on sous-entend que leur engagement est d'abord émotionnel, voire excessif, et qu'il faudrait les apaiser plutôt que les écouter. On discrédite la révolte écologique sous couvert de bienveillance.

Ressentir de la peur, de la tristesse ou de la colère face à l'effondrement du vivant, au dérèglement climatique ou à l'inaction politique n'a rien d'irrationnel – c'est même une réaction saine, lucide, et selon moi, on devrait plutôt parler d'« éco-lucidité » ! Nommer ces émotions comme des troubles, c'est éviter de les reconnaître comme des moteurs politiques ou moraux, alors qu'elles sont très largement partagées par les jeunes dans le monde[62]. Beaucoup de jeunes ne ressentent d'ailleurs pas qu'une « anxiété », mais un mélange de deuil, de rage, de fatigue morale.

Les générations nées entre 1945 et 1980 ont largement bénéficié d'un modèle de croissance basé sur l'extraction, la consommation massive et l'exploitation sans limite des ressources naturelles. Elles ont vécu dans l'illusion d'un progrès linéaire, sans intégrer dans leurs priorités les limites écologiques, pourtant connues dès les années 1970 (rapport Meadows, Club de Rome). Aujourd'hui, nombre de ces aînés ne sont pas vraiment sortis de ce schéma de pensée et réagissent avec déni, condescendance ou relativisme, traitant l'écoanxiété comme un caprice de jeunesse ou une nouvelle « mode émotionnelle ». Ils n'arrivent pas à voir que ces émotions écologiques sont avant tout le reflet d'une peur existentielle, d'un besoin éthique de cohérence et de survie. Ils pensent qu'il s'agit d'une faiblesse, d'une fragilité exagérée, alors qu'ils devraient y voir le signal d'alarme collectif déclenché par ces jeunes générations.

« Est-ce qu'on ne parle pas trop de la santé mentale des jeunes ? »

Derrière cette question se cache l'idée que ce serait juste un sujet à la mode, et que les médias lui donneraient plus d'importance qu'il n'en a véritablement.

Parler davantage de la santé mentale des jeunes est non seulement légitime, mais urgent

Le constat est parfaitement connu des spécialistes et fait consensus : les 15-24 ans présentent les taux les plus élevés de troubles anxieux, dépressifs, idées suicidaires et tentatives de suicide.

J'estime que nous sommes encore dans une phase où il faut dire et redire l'importance de ce problème, citer des chiffres, expliquer qu'il ne s'agit pas d'artefacts ni d'un problème construit artificiellement, et qu'il n'y a pas d'explication simple qui permettrait de le tenir à distance ou de le nier.

Parler de la santé mentale des jeunes, c'est aussi amener un certain nombre d'entre eux à se poser pour la première fois des questions sur leur propre santé mentale et permettre, par cette prise de conscience, une prévention précoce. J'ai déjà parlé du trop faible niveau de connaissances sur les maladies psychiques et leurs symptômes, y compris chez les jeunes adultes. Même si la pandémie de Covid-19 s'est traduite par une libération de la parole sur ces sujets, nous sommes encore loin du compte : les connaissances sont encore souvent parcellaires, avec toujours des phénomènes de stigmatisation (« faiblesse », « hypersensibilité ») qui peuvent dissuader certains d'aller chercher de l'aide.

Il est crucial de faire comprendre que la souffrance psychique est une réalité tangible, même si elle est souvent invisible aux yeux des autres. La douleur émotionnelle, l'anxiété lancinante ou la tristesse profonde peuvent être aussi invalidantes qu'une blessure physique. Pourtant, elles sont parfois minimisées ou considérées comme un simple « coup de blues » passager.

Il est essentiel de briser les mythes et les stéréotypes qui entourent les maladies mentales. Non, ce ne sont pas des signes de faiblesse ou un manque de volonté ! Ce sont des troubles de santé réels, qui nécessitent une compréhension et une prise en charge appropriées. Vous vous imaginez dire à quelqu'un avec une jambe cassée : « tu pourrais faire un effort pour marcher » ? C'est absurde, n'est-ce pas ? Eh bien, c'est pareil pour une personne souffrant de dépression sévère. Vous pouvez lui dire : « tu pourrais faire un effort pour te secouer », cela ne la guérira pas et pourrait même aggraver son état en augmentant son sentiment de culpabilité et d'impuissance.

Quels seraient les risques d'en parler trop ?

L'idée souvent présente derrière cette question est qu'il y aurait un risque d'auto-apitoiement chez les jeunes. Qu'à force de dire qu'ils vont mal, même ceux qui vont bien finiraient par le croire et qu'on créerait artificiellement un problème.

Il ne faut pas nier le risque d'une amplification médiatique ou via les réseaux sociaux. Cette surexposition des problèmes de santé mentale peut induire un biais de perception dans le grand public et chez les jeunes eux-mêmes : par effet miroir, certains symptômes pourraient être perçus comme normaux, voire « attendus ».

Ce phénomène peut exister, mais je pense qu'il est marginal. Quand je vais sur le terrain et que je parle aux soignants, le constat est simple : les problèmes de santé mentale sont bien réels, leur nombre augmente. Les cas avancés et difficiles à prendre en charge sont de plus en plus nombreux.

En revanche, il y a effectivement un risque à évoquer constamment la souffrance psychique des jeunes : celui de les étiqueter, de les réduire à une forme de vulnérabilité mentale, bref de les stigmatiser sous forme de « générations fragiles » dont nous avons précédemment parlé.

La caisse de résonance des réseaux sociaux fait apparaître d'autres problèmes. Sur Instagram, Reddit ou TikTok, les jeunes peuvent lire ou voir de très nombreux témoignages, ce qui est positif pour ceux qui ont des problèmes de santé mentale. Ils se sentent moins seuls, se réconfortent entre eux, échangent des informations.

Mais soyons clairs, et j'ai pu m'en rendre compte personnellement, ces réseaux regorgent surtout d'opinions : il y a peu d'experts. Des créateurs de contenu en profitent pour « faire du clic » en proposant des autodiagnostics sous des hashtags comme #adhdtest

(« tu sauras si tu as un TDAH en répondant à cinq questions »). Une étude révèle que 92 % des vidéos sous le hashtag #adhdtest sont inexactes ou trompeuses[63]. Le risque d'autodiagnostic erroné est important et les utilisateurs se mettent en danger, qu'il s'agisse de manquer une pathologie différente (anxiété, dépression…) ou de s'auto-stigmatiser.

Dans une autre étude, des chercheurs ont visionné et évalué plus de 1 000 vidéos TikTok sur la santé mentale avec un constat similaire : très peu de contenus sont correctement référencés, la grande majorité sont des opinions, plus d'une vidéo sur cinq a pour but de communiquer une information erronée ou partiale, et les contenus sont rarement présentés par des professionnels de santé mentale (20 %)[64].

Il est urgent d'apprendre aux jeunes, dès l'école, comment rechercher des informations, garder un esprit critique, faire le tri, et se tourner vers des sources fiables.

Comment parler de la santé mentale ?

Les contraintes sont fortes ! Il faut en parler davantage, mais sans alarmisme, afin d'éviter les effets d'amplification médiatique. Il faut éviter la généralisation : les étudiants sont divers et, quand un sur trois a des problèmes de santé mentale suffisamment sérieux pour qu'une prise en charge soit nécessaire, cela veut dire que les deux autres ne vont pas si mal !

Les présenter comme des victimes est également une dérive. Mettre une étiquette unique sur cette réalité masque les capacités de résilience de cette jeunesse, ses ressources, ses capacités d'adaptation.

Le discours sur la santé mentale des jeunes doit, au-delà du constat et des chiffres qui paraissent inquiétants, insister sur les ressources, les solutions, les capacités d'action, et pas uniquement sur les symptômes et la souffrance.

Même si en tant que médecin, je me concentre sur les questions de prise en charge, d'accompagnement, et de dispositifs permettant de soigner et de faire en sorte que nos jeunes aillent mieux, je sais aussi combien l'urgence est à l'appréhension des facteurs structurels qui sont, par leur accumulation, des causes de cette dégradation de la santé mentale.

Précarité, logement, discrimination, environnement éducatif et numérique… les enjeux sont nombreux. Et ce ne sont pas des réponses médicales qui régleront des situations sociales.

« Est-ce que le problème ne vient pas des réseaux sociaux ? »

L'impact de l'utilisation des réseaux sociaux sur la santé mentale des adolescents et des jeunes adultes est une préoccupation croissante. Ils sont considérés comme un groupe vulnérable, car leur usage accru des réseaux sociaux coïncide avec la période de formation de leur identité, durant laquelle ils explorent différentes possibilités de vie et développent de nouvelles valeurs. De plus, leur utilisation se produit alors que les circuits cérébraux critiques dans la régulation des émotions et la motivation sont encore en développement[65].

Un livre récent d'un sociologue américain sur l'impact des smartphones et des réseaux sociaux a attiré l'attention du public[66]. Il leur impute de nombreux problèmes : fragmentation de l'attention, baisse de l'estime de soi, manque de sommeil, disparition des interactions sociales réelles, dépendance aux écrans…

Ses arguments sont brillamment présentés et convaincants, mais il semble ne pas avoir évité le piège classique d'une association interprétée comme causale. Je m'explique. Figurent dans le livre plusieurs graphiques montrant l'accroissement de l'utilisation des smartphones et des réseaux sociaux au cours du temps ainsi qu'une courbe de la fréquence des problèmes de santé mentale. Le sociologue fait remonter le décollage de ces courbes aux années 2010, l'iPhone ayant été lancé en 2007. Les courbes sont parallèles, ce qui donne l'impression d'un lien de causalité entre le temps passé sur les écrans et l'aggravation des troubles de santé mentale. Mais quand des variables évoluent de la même façon dans le temps, cela ne veut pas dire qu'il y a une relation entre elles ni que l'une soit responsable de l'évolution de l'autre. Évidemment, je ne veux pas dire non plus qu'il n'y a aucun lien.

Les études scientifiques publiées sur le sujet suggèrent que la relation entre l'utilisation des réseaux sociaux et la santé mentale chez les jeunes est complexe.

Bien que la qualité de l'utilisation importe davantage que la durée du temps passé devant un écran ou sur les réseaux sociaux, des études ont montré une augmentation des symptômes dépressifs et des comportements suicidaires en lien avec le temps passé sur les réseaux sociaux[67]. Il suffit de regarder comment l'estime de soi peut être touchée négativement. Je prends un exemple parlant : la confrontation des jeunes filles aux corps « parfaits » et aux vies « de rêve » des influenceuses ou autres personnalités qu'elles suivent[68]. Non seulement elles tombent dans une forme d'illusion, car beaucoup de ces contenus ne sont pas vrais, mais elles vivent aussi parfois une forme de dévalorisation de leur vie. Et les jeunes garçons ne sont pas en reste, exposés aux agressives théories masculinistes de certains influenceurs. Toutes et tous peuvent aussi être victimes de cyberharcèlement, fréquent et particulièrement nuisible.

L'utilisation régulière des réseaux sociaux est également associée à une mauvaise qualité du sommeil et à une diminution de sa durée, qui sont des facteurs de risque de dépression. Enfin, mais la liste pourrait être encore plus longue, les réseaux sociaux comme TikTok utilisent des algorithmes de captation de l'attention qui entraînent une dépendance et un syndrome de manque aggravant les problèmes de santé mentale comme le stress et l'anxiété. Nous sommes tous concernés parce que les écrans nous ont, d'une manière ou d'une autre, pris du temps, là où auparavant le sport, le sommeil, la lecture et les relations sociales étaient plus au cœur de notre quotidien.

Le neurologue que je suis s'inquiète également des conséquences possibles sur le cerveau en cours de développement jusqu'à 25 ans[69]. La saturation en informations pourrait modifier le développement de l'amygdale (une structure impliquée dans les émotions et les comportements, dont je vous ai déjà parlé) et du cortex préfrontal (impliqué dans la régulation émotionnelle, l'inhibition des impulsions), sans parler de la diminution des capacités d'attention. Mais nous manquons encore d'études et de données sur ces questions.

Faut-il entrer en croisade contre les réseaux sociaux, source de tous nos maux ? Ils se présentent comme un coupable idéal. Cependant, en tant que scientifique, je dois souligner que nous n'avons pas encore suffisamment de preuves, de certitudes. Peut-être ne font-ils qu'amplifier des mouvements de fond de nos sociétés et ne portent-ils qu'une part de responsabilité dans la situation actuelle ? Se focaliser sur eux risque de nous distraire d'autres facteurs structuraux que j'ai évoqués et sur lesquels nous avons tellement de preuves que la question n'est plus de les analyser mais de les changer : l'exposition particulière des femmes aux problèmes de santé mentale, les inégalités sociales, le faible niveau de connaissance sur la santé mentale dans la population…

Et si les réseaux sociaux nous aidaient ?

Les réseaux sociaux peuvent aussi avoir un impact positif sur la santé mentale. Lors de la crise sanitaire liée au Covid-19, ils ont permis de maintenir des échanges dans les groupes d'amis et de diminuer ainsi le sentiment de solitude. Bien utilisés, ils offrent la possibilité de créer du lien à l'intérieur d'une communauté, d'un groupe, et un soutien émotionnel et social essentiel quand les personnes sont éloignées. C'est particulièrement vrai pour les groupes marginalisés (notamment pour les personnes LGBTQIA+).

C'est aussi un lieu qui permet des prises de parole, autrement tues, qui encourage les individus à s'exprimer et qui ouvre des discussions sur des sujets divers, apportant des informations ou des ressources, y compris sur le sujet de la santé mentale.

Même si les motifs d'inquiétude prédominent et que les risques me semblent supérieurs aux bénéfices, il est difficile d'avoir un avis tranché au regard des connaissances actuelles. Il est urgent de mettre en place des études scientifiques de grande ampleur pour observer au plus près les conséquences de l'utilisation des réseaux sur la santé mentale des jeunes, pour identifier les pratiques et les profils qui sont les plus à risque d'en subir les conséquences négatives.

En attendant, il est possible d'agir au niveau politique et prôner un dialogue sans concession avec les entreprises qui développent ces réseaux pour avoir accès à leurs données (nos données…) et réguler les aspects les plus négatifs : le harcèlement en ligne, les fake news, la présence d'informations pratiques sur les différentes manières de se suicider, le culte du corps « parfait » pour les hommes comme pour les femmes…

Comment rendre les algorithmes moins addictifs, établir des règles d'accès et des normes de protection des données pour nos enfants ? Autant de défis pour les années à venir. Faut-il aller plus loin dès maintenant et légiférer pour contrôler l'usage des réseaux sociaux[70] ?

Le saviez-vous ?

L'Australie et la Nouvelle-Zélande souhaitent s'engager sur la voie de l'interdiction des réseaux sociaux en dessous de 16 ans. Cette expérimentation, si elle aboutit, va permettre de répondre à des questions importantes. Est-ce techniquement possible ? Dans quelle mesure pourrions-nous être confrontés à l'équivalent de la prohibition de l'alcool avec des utilisations « souterraines » et des conséquences encore plus négatives pour nos jeunes ? Et surtout pour quels résultats concrets sur la santé mentale des adolescents ? Les scientifiques de ces pays sont très en pointe sur les questions de santé mentale des jeunes ; je suis confiant dans leurs capacités à analyser ce qui va se passer et à en rendre compte pour notre intérêt à tous.

Les outils numériques (applications pour les smartphones, IA) vont-ils remplacer les psychologues ?

La question peut paraître incongrue : une interaction avec une machine ne remplacera jamais la prise en charge par un professionnel de santé mentale. Oui, mais comme je l'ai rappelé à plusieurs reprises, il n'y a pas suffisamment de psychologues et de psychiatres. Et j'ose une prédiction : il n'y en aura jamais assez. Alors, les outils numériques peuvent-ils aider les personnes s'interrogeant sur leur santé mentale ?

Les applis sur la santé mentale : un marché foisonnant, mais en attente de preuves d'efficacité

Avoir un psy sur son smartphone : une idée irrésistible

Une appli santé mentale sur un smartphone a de nombreux avantages : on peut interagir avec elle à tout moment, en toute intimité, de façon répétée et pour un coût nul, ou faible.

Dans le champ du bien-être, cette question revêt encore plus de pertinence. Les applis peuvent aider à pratiquer des exercices de respiration, de relaxation, à mesurer l'activité physique et le sommeil, à rappeler les « bons comportements » pour préserver sa santé mentale, etc.

Les acteurs économiques ont bien compris l'attente des usagers, la force du message « avoir un psy sur son smartphone », et le marché a littéralement explosé. On estime qu'il y aurait actuellement 10 000 applis en santé mentale, avec un flux quasi permanent d'apparition de nouvelles applis et de disparition d'autres n'ayant pas rencontré de succès[71].

Les preuves d'efficacité des applis sont rares

Le problème majeur des applis en santé mentale, notamment concernant la dépression et l'anxiété, c'est que la plupart n'ont bénéficié d'aucune évaluation forte sur le plan scientifique, comparé avec une prise en charge habituelle par un professionnel de santé mentale. Certaines applis ont fait l'objet d'études dans un cadre expérimental, qui concluent qu'elles auraient un meilleur résultat sur la dépression et l'anxiété que la simple communication d'informations sur la santé mentale[72]. Elles peuvent être utiles pour les personnes ayant des symptômes de dépression ou d'anxiété modérée et celles qui ne peuvent accéder à des consultations classiques[73]. Ces études sont généralement réalisées à partir d'un échantillon de quelques dizaines ou centaines de patients, qui ne permet pas de déduire ce qui se passe en population générale. Quelle est l'acceptation de l'appli et qu'est-ce qui influe sur celle-ci ? Quel est le vécu de l'utilisateur dans l'appli ? Quel est le résultat à court, moyen et long terme de l'appli sur la santé mentale ?

On ne connaît pas non plus les potentiels effets négatifs, qui sont très rarement étudiés[74].

Pour résumer, nous n'avons pas de preuve d'efficacité en vie réelle pour la plupart des applis en santé mentale. Ce n'est pas étonnant pour un marché encore émergent, et certaines applis de bien-être n'en ont pas réellement besoin : le succès d'une appli sur la pleine conscience ne requiert pas d'autres preuves que son nombre d'utilisateurs. Pour celles ayant pour but d'agir sur le risque de dépression et d'anxiété, le temps est venu de faire ce qu'on appelle des études d'implémentation de grande taille en population générale pour démontrer leur intérêt et répondre aux questions posées ci-dessus. C'est une condition nécessaire si on envisage de les faire prendre en charge par la collectivité, via un remboursement de la Sécurité sociale.

L'intérêt du public est là, mais il est infidèle

Les applis ont du mal à trouver leur public et à le fidéliser. Une analyse des données du marché sur l'utilisation réelle de 93 applis de santé mentale, provenant de sources indépendantes de celles des sociétés de développement d'applis, a montré un taux d'ouverture journalier de 4 %[75].

Les concepteurs mettent souvent en avant le nombre de téléchargements pour montrer le succès d'une application, mais télécharger ne veut pas dire utiliser. Par exemple, aux États-Unis, durant la pandémie de Covid-19, alors que de nombreuses personnes avaient du temps libre et un niveau de stress élevé, l'application gratuite Covid-coach, créée pour aider à gérer le stress, a été téléchargée 140 000 fois… mais seulement 1,56 % des personnes l'ayant téléchargée l'ont utilisée pendant au moins deux semaines[76] ! Une étude américaine récente sur 158 930 personnes ayant téléchargé une appli de santé mentale gratuite (MoodTools) a, quant à elle, montré que la moitié ne se reconnectait pas une deuxième fois et qu'un tiers des sessions durait moins de 10 secondes[77].

Plusieurs raisons expliquent cet échec. Dans ce foisonnement d'offres, aucun élément ne permet de distinguer les applis « sérieuses », dont l'efficacité a été prouvée, des autres. L'utilisateur essaye une appli, puis l'arrête pour se tourner vers une autre dont il aura entendu parler, etc. Et c'est là où le bât blesse aussi : beaucoup d'applis en santé mentale sont faites par des start-up ou des petites entreprises qui n'ont ni le temps ni les moyens pour cocréer l'appli avec des utilisateurs – ce qui est pourtant essentiel si on veut être sûr qu'elle réponde à leurs besoins – ou l'évaluer.

Quel futur pour les applis sur la santé mentale ?

Malgré ces chiffres démoralisants, je reste persuadé que les applis peuvent trouver leur place dans l'évaluation et la gestion des problèmes de santé mentale concernant la population des jeunes adultes. Elles pourraient, par exemple, les aider à autoévaluer leur santé mentale et à répondre à des interrogations comme : « Je suis stressé en ce moment, je dors mal et j'ai du mal à travailler, mais je ne sais pas si je dois aller voir un psy pour en parler ni si c'est urgent que je le fasse. » En répondant à des questions sur leur smartphone, ils pourraient avoir une évaluation des différentes dimensions de leur santé mentale, afin de la suivre dans le temps et d'obtenir des conseils sur la nécessité d'aller voir un professionnel de santé s'ils s'approchent de seuils un peu « dangereux ». En écrivant cela, je constate bien la limite : la nécessité d'une prise en charge sur la base de ce diagnostic irait de pair avec une consultation chez un psychologue pour éviter toute aggravation. Oui, mais que faire quand il n'y a pas de consultation possible avant plusieurs mois ? C'est le cas dans plusieurs régions de France, et notamment dans les petites villes. Cette autoévaluation permettrait en tout cas de se situer sur des échelles d'anxiété et de dépression, de se rassurer sur la gravité des symptômes ou au contraire de prendre conscience qu'une consultation devient nécessaire, voire urgente.

L'appli pourrait ainsi jouer un rôle de conseil et finalement d'intermédiaire avec les professionnels de santé mentale. Elle pourrait améliorer la pertinence de la demande d'un patient au moment où ce système est surchargé : ne pas aller consulter trop tôt pour éviter des consultations inutiles, mais aussi, et surtout, encourager à consulter quand il le faut. Il y a toujours une appréhension à aller voir un psychologue ou un psychiatre ; or un avis objectif à partir du bilan sur la santé mentale et son évolution dans le temps peut aider à franchir ce pas.

Notre smartphone permet de recueillir de multiples informations qui peuvent améliorer la prédiction du risque : les déplacements quotidiens via le GPS (on sait qu'un épisode dépressif s'accompagne d'une moindre mobilité, qui peut même le précéder), l'enregistrement de la voix (qui change là aussi en fonction de l'état de santé mentale sans qu'on s'en rende nécessairement compte), l'expression faciale explorée grâce à la caméra du smartphone, l'exposition aux espaces verts dans le quotidien de l'individu, la teneur des SMS ou messages postés sur les réseaux sociaux, etc. Cette liste peut paraître inquiétante, car elle évoque une forme évoluée de surveillance, mais elle est à mettre en regard de l'enjeu : avertir très tôt une personne bipolaire qu'elle présente des signes évocateurs d'une entrée dans une phase dépressive ou maniaque, alerter sur un risque de comportement suicidaire… Les avantages et inconvénients, l'acceptation ou le refus de ces informations, leur efficacité doivent être analysés avant d'aller plus loin, et cela ne peut être fait que dans le cadre de dispositifs de recherche.

Par ailleurs, les applis peuvent être un outil très utile pour améliorer les connaissances sur la santé mentale. Elles permettent d'avoir, via son smartphone, des informations sur la santé mentale et les symptômes des maladies mentales, mais aussi sur les structures de soutien qui peuvent être mobilisées.

Se pose la question de la fiabilité des informations : j'ai rappelé plus haut les problèmes d'informations erronées, parfois mensongères, sur TikTok ou d'autres réseaux sociaux qui sont souvent la première source d'information des jeunes. Mais ces derniers ne sont pas dupes : dans une étude de terrain menée auprès de plus de 500 étudiants interrogés sur différents campus de l'université de Bordeaux, ils nous ont expliqué qu'ils allaient effectivement chercher de l'information sur divers sites, mais 92 % d'entre eux nous ont dit faire surtout confiance aux sites institutionnels[78]. C'est très rassurant, même si peu de sites officiels ont pour le moment une communication dirigée vers les jeunes – Psycom étant une exception[79].

L'IA comme nouveau thérapeute ?

Le terme « intelligence artificielle » (IA) regroupe de nombreux outils et techniques déjà très utilisés en médecine et permettant notamment d'analyser de grandes quantités de données et de faire des prédictions. Avec ChatGPT sont apparues des IA capables de traiter le langage naturel. Elles analysent ce que l'utilisateur écrit ou dit, identifient l'intention la plus probable et génèrent une réponse qui leur paraît la plus cohérente en temps réel. Cette réponse est produite par un modèle statistique (souvent un grand modèle de langage, ou LLM, pour *large language model*) entraîné sur des milliards de phrases.

Ce type d'IA, qui crée automatiquement du contenu en se basant sur des exemples qu'elle a appris, est appelé

« IA générative ». Il y en a plusieurs, dont certaines françaises, qui peuvent ainsi créer du texte et répondre à tous types de questions (ChatGPT, Mistral, Le Chat, Claude, Bard, etc.).

L'irruption de l'IA générative dans la santé mentale

Je n'évoquerai ici que les « compagnons IA » (chatbots, assistants vocaux, avatars ou robots émotionnels) qui s'appuient sur des modèles d'IA générative.

Ce sont des programmes qui simulent une discussion en langage naturel avec l'utilisateur (parmi les plus connus en langue anglaise : Woebot et Wysa). Ils peuvent fournir un premier soutien émotionnel, proposer des exercices de relaxation, des conseils de gestion du stress, et orienter vers des ressources utiles. Les utilisateurs apprécient souvent l'absence de jugement et la disponibilité permanente de ces outils.

Certains utilisent des avatars animés ou des voix de synthèse pour renforcer l'illusion d'une présence. En surface, la conversation semble humaine, le ton est empathique, adapté à l'interlocuteur. Quelques compagnons incluent même une mémoire de la conversation, ce qui donne l'illusion de continuer à dialoguer avec une « personne qui nous connaît et nous comprend ».

Il n'est donc pas étonnant que les compagnons IA puissent susciter des attachements émotionnels forts, même quand on sait qu'ils sont artificiels. Cela repose sur une anthropomorphisation naturelle : notre cerveau a tendance à attribuer des intentions et des affects à tout ce qui s'apparente à un comportement humain.

Il n'y a que très peu d'études publiées sur l'utilisation des compagnons IA[80] et aucune, pour l'instant, sur ses conséquences chez les jeunes adultes. On sait en revanche que l'utilisation des IA génératives comme ChatGPT est massivement répandue dans ces tranches d'âge et on peut émettre l'hypothèse que cette familiarité avec l'outil amènera le plus grand nombre à le consulter pour des questions de santé mentale. Des témoignages et des articles de presse rapportent d'ailleurs l'utilisation croissante de l'IA sur les questions de santé mentale, particulièrement chez les jeunes[81].

Les compagnons IA ont-ils une utilité ?

Un interlocuteur empathique, disponible en permanence, qui ne juge pas et qui peut prodiguer des conseils, est logiquement un soutien utile à des personnes qui n'ont accès à rien d'autre ou qui n'osent pas consulter.

C'est ce que nous disent des témoignages d'utilisateurs comme ceux rapportés dans un article du *Monde* : « Juste une journée à lui parler m'a fait me sentir mieux. » « Je lui ai confié quelque chose que je n'avais encore jamais dit à personne[82]. »

On peut les voir comme une ressource complémentaire, dans un contexte où les soignants sont débordés et où les jeunes attendent parfois des mois avant d'obtenir un premier rendez-vous. Pour les plus isolés, ceux qui vivent dans un désert médical ou un contexte stigmatisant, ce peut être une porte d'entrée vers le soin. Certains chatbots, bien faits, peuvent même aider à mieux comprendre ses émotions, encourager à faire des pauses, respirer, tenir un journal. Bref, ils peuvent être utiles.

Alors que l'IA est par nature incapable de procurer un support émotionnel, il y a cependant des personnes qui ont développé avec elle des relations thérapeutiques[83], surtout celles étant plus à l'aise pour se confier dans une conversation anonyme (comme c'est le cas avec un robot)[84].

Pourtant, ChatGPT n'est pas et ne peut être une thérapie. Ce qui donne l'impression d'un lien n'est en réalité qu'une imitation. Je rappelle une évidence : l'IA n'a ni conscience, ni émotions, ni compréhension réelle. « Le cœur de l'IA est vide », comme nous le rappelle la philosophe Shannon Vallor[85]. L'IA s'appuie sur des probabilités, pas sur une expérience vécue. Or la thérapie est une relation, une expérience qui se vit. Il ne s'agit pas simplement d'obtenir une bonne réponse, mais de ressentir l'effet que l'on a sur un autre être humain.

On pourrait y voir une solution à l'épidémie de solitude. Dans un sondage OpinionWay auprès des 18-30 ans, 35 % pensent que « l'IA conversationnelle pourrait devenir un des principaux outils pour lutter contre l'isolement, la solitude[86] ».

L'IA pourrait-elle mettre en danger la santé mentale ?

On a tous en mémoire l'histoire de ce père de famille belge qui s'est suicidé après plusieurs semaines de conversation avec une IA qui ne l'aurait pas dissuadé de mettre fin à ses jours pour calmer ses angoisses. La mère d'un adolescent de 14 ans a fait un procès à l'entreprise Character.AI qu'elle accuse de l'avoir rendu accro et entraîné dans une spirale d'idées délirantes ayant abouti à son suicide.

Ce sont des cas rares et extrêmes, mais qui illustrent le risque d'attachement et de dépendance que ces IA peuvent créer. Comme évoqué plus haut, quand on est seul, quand on va mal et qu'on ne trouve personne à qui parler, il est facile de se confier à une entité qui répond toujours avec calme, qui ne contredit jamais, et qui donne l'impression d'être là pour vous. Une personne en détresse peut y trouver un semblant de lien. Mais ce lien est simulé. Même si la forme est trompeuse, il n'y a pas d'émotion en face, pas de réciprocité. On peut lire dans les médias d'autres témoignages marquants de cette dépendance aux compagnons IA[87].

Revenons sur la question de la solitude. Je veux bien croire que pour quelqu'un qui se sent seul, une interaction avec une IA imitant à la perfection une présence humaine puisse combler un vide, répondre à un besoin immédiat. Pourtant, la solitude ne se mesure pas au nombre d'interactions mais à la qualité des liens. Et est-ce que cette illusion de lien ne dissuaderait pas de chercher une vraie relation humaine ? Ce qui était un palliatif temporaire pourrait se transformer en stratégie d'évitement, et finalement aggraver la solitude. Le danger, c'est que l'on cesse de chercher les autres. Or la connexion sociale est essentielle à notre santé aussi bien physique que mentale, et il est peu probable qu'un chatbot puisse prendre sa place[88].

Je voudrais aussi revenir sur la rencontre, perturbante, avec une machine qui imite un interlocuteur humain. L'échange crée ce que l'on pourrait appeler un « brouillard cognitif ». C'est ce moment où l'on ne sait plus très bien à qui l'on parle. La voix est fluide, les réponses sont empathiques, mais il n'y a personne. Et pourtant, le cerveau humain, par réflexe, traite l'interaction comme un échange avec un autre être vivant. On se prend à attendre des signes de compréhension, on projette, on interprète, on espère une reconnaissance. Ce brouillard n'est pas anodin. Il peut fausser nos repères affectifs, notre perception du lien, nous enfermer dans une relation asymétrique qui mime la réciprocité sans jamais la produire, nous faire croire à une réalité alternative dans laquelle les machines sont intelligentes et nous comprennent. Vertigineux.

Un problème récurrent avec les IA, c'est qu'on ne sait pas exactement sur quelles données les modèles ont été entraînés ni de quelle façon ils fonctionnent. Mais semble qu'ils aient été entraînés, au moins en partie, sur des données issues des réseaux sociaux… et qu'ils aient donc aussi appris la stigmatisation[89].

Enfin, comme pour d'autres outils numériques, il y a la question des informations qu'on leur confie. Que deviennent-elles ? Quel est le risque qu'elles soient piratées ou diffusées ? Dans un monde où l'attention et les émotions sont devenues des ressources commerciales, comment sont-elles utilisées ?

L'urgence à regarder de plus près le rôle des compagnons IA sur la santé mentale

On le devinera peut-être à la lecture des paragraphes précédents : je suis très circonspect, voire méfiant, quant au rôle des IA génératives sur la santé mentale.

J'ai l'impression que nous revivons ce qui est arrivé avec TikTok : nous avons assisté de façon passive à la captation des adolescents, de leur temps et de leur attention, au détriment de leur construction psychologique et sociale. Dans une forme de panique, due en partie au fait qu'on ne mesure pas bien ce qui est en train de se passer, on en arrive à des mesures radicales comme l'interdiction des réseaux sociaux…

Allons-nous revivre tout ça avec les compagnons IA ? Il me semble que nous en prenons le chemin et que ce phénomène pourrait être encore plus perturbateur pour la santé mentale des jeunes que TikTok.

Mais pour l'instant, il ne s'agit que de témoignages, d'avis d'experts et d'opinions. En réalité, on ne sait pas si les compagnons IA sont utiles ou dangereux, et pour qui. Il est possible qu'ils soient utiles pour le plus grand nombre qui va les utiliser avec parcimonie, et dangereux pour certains. Comme il est possible que le plus grand nombre se trouve happé par eux.

Beaucoup vont se contenter d'un discours lénifiant sur les inquiétudes irréalistes qui surviennent avec l'arrivée d'une nouvelle technologie. J'ai d'ailleurs posé à ChatGPT la question du risque des compagnons IA sur la santé mentale, et sa réponse illustre bien cet état d'esprit : « Il ne s'agit pas de rejeter en bloc ces technologies. Il s'agit de les penser. D'ouvrir le débat. De réfléchir aux règles, aux limites, aux conditions dans lesquelles elles peuvent enrichir notre système de soins et pas le fragiliser. Et surtout, de rappeler que l'IA peut simuler un lien, mais qu'elle ne remplace jamais le lien humain. » Pas de raison de s'inquiéter selon ChatGPT.

Mais plutôt que de nous réveiller trop tard et de constater les dégâts, nous pourrions avoir une attitude plus résolue : observons le phénomène dans un cadre scientifique pour en mesurer toutes ses dimensions d'utilité, d'efficacité et de risque, afin de pouvoir agir au plus vite si cela se révèle nécessaire.

4

Que peut-on faire ? Les pistes de solutions

Cinq années se sont écoulées depuis la crise sanitaire due au Covid-19 et malheureusement, le problème de la santé mentale chez les jeunes est toujours aussi présent. Si la souffrance psychique des étudiants est de plus en plus visible, les réponses institutionnelles, universitaires et sociales restent souvent fragmentaires.

Le problème est complexe et d'ampleur puisqu'il touche une partie importante de cette population. Alors, autant vous le dire, il n'y a pas de solution simple ou unique. Améliorer la santé mentale des étudiants – ou éviter qu'elle se détériore – est un enjeu de société majeur, et l'accès aux soins est une première réponse, immédiate. Mais nous devons nous projeter plus loin pour envisager une amélioration durable et pérenne. Il faut transformer les conditions de vie, d'étude et du cadre universitaire dans son ensemble.

Ces enjeux attendent une réponse globale via des mesures politiques nationales, mais aussi des réponses individuelles qui touchent directement les étudiants. Inversons la responsabilité : notre jeunesse va mal, elle est en danger, mais elle n'est pas responsable de ce qui lui arrive.

Même si le sujet de ce livre n'est pas de se lancer dans l'analyse de cas précis, il est difficile de passer sous silence le meurtre à Nogent-sur-Marne en juin 2025 d'une surveillante par un collégien de 14 ans, et plus globalement toutes les récentes affaires criminelles impliquant des jeunes, à l'école ou en dehors. C'est notamment ce qui a conduit Élisabeth Borne, la ministre de l'Éducation nationale, à annoncer une refondation ambitieuse de notre système de santé et de bien-être à l'école[90].

Il est encore trop tôt pour analyser ces mesures, mais elles vont en tout cas dans le sens de la prise de conscience.

Des stratégies concrètes pour faire de la santé mentale une priorité et développer la prévention

Faciliter l'accès aux soins

L'accès aux soins représente un levier essentiel dans la prise en charge des troubles psychiques des étudiants quand ils sont en souffrance. Les consultations de psychologues n'étant pas prises en charge par la Sécurité sociale en France, les Services de santé étudiante (SSE) des universités sont le premier recours possible, puisqu'ils offrent des consultations gratuites de psychologues, et parfois même de psychiatres[91]. Malheureusement, ces services sont notoirement sous-dotés ! Selon les rapports de Nightline[92], il y avait en 2020 environ un psychologue universitaire pour 30 000 étudiants, alors que les recommandations internationales préconisent un psychologue pour 1 500 étudiants. Est-ce un objectif déraisonnable ? Pas pour la plupart des pays occidentaux (Danemark, Royaume-Uni, Canada, États-Unis, Australie), qui atteignent ou se rapprochent de cet objectif.

Le recrutement de 80 psychologues supplémentaires en 2021 a constitué un effort important, mais inutile d'être mathématicien pour constater que cela ne nous fait atteindre qu'un ratio d'un psychologue pour 15 000 étudiants[93], soit dix fois moins que les recommandations ! C'est donc une amélioration très insuffisante qui oblige les équipes à réaliser des prouesses pour éviter que l'attente ne dépasse plusieurs semaines ou mois – je peux en témoigner pour avoir gardé un contact étroit avec le SSE de Bordeaux.

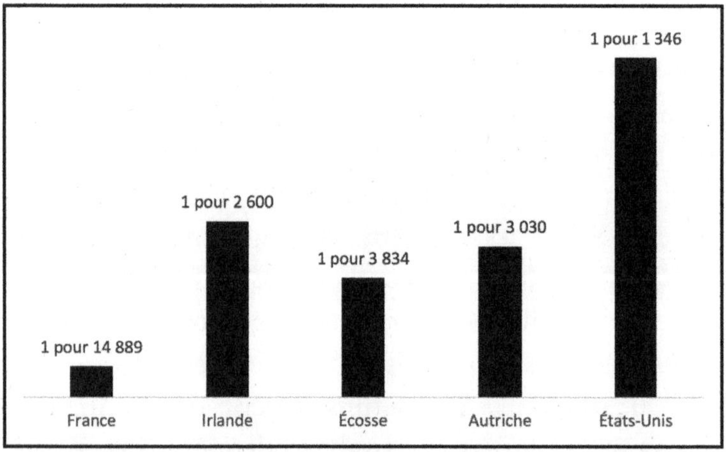

Nombre de psychologues rapporté au nombre d'étudiants.

Au vu du bilan sur l'état de la santé mentale des étudiants, qui n'est contesté par personne, je n'arrive pas à comprendre qu'on soit incapable de trouver le financement de quelques dizaines de psychologues supplémentaires afin de se rapprocher d'un nombre plus convenable (ou moins ridicule !) de psychologues par étudiants.

Pour essayer de suppléer au nombre limité de psychologues dans les SSE, l'idée a germé de se tourner vers les psychologues libéraux. Après des débuts laborieux, le dispositif Santé Psy Étudiant, lancé en 2021[94], permet aux étudiants de bénéficier de douze séances gratuites avec des psychologues libéraux partenaires. Ce dispositif aurait permis d'accompagner plus de 64 000 étudiants depuis 2021 avec 1 800 psychologues participants[95].

L'idée est intéressante, mais la réalisation patine encore du fait de la lourdeur administrative et du manque d'enthousiasme des psychologues, lié aux conditions de rémunération et à leur surcharge de travail – seulement 2 % des psychologues libéraux participent au dispositif. De plus, sauf dans les grandes villes, ces psychologues ne sont pas à proximité des universités, ce qui oblige à mettre en place des consultations par Internet. Ce n'est qu'un pis-aller, car le contact direct, en présence, surtout pour les premières consultations, est indispensable. Mais surtout, seulement 2,1 % des étudiants[96] ont consulté. Si on compare ce chiffre à l'estimation de 30 % d'étudiants en souffrance psychique ayant besoin d'une prise en charge, on voit qu'on est loin du compte ! Enfin, comme souvent, on manque d'informations sur l'évaluation de ce dispositif, son fonctionnement, ses objectifs, ses réussites et échecs, etc. Un simple nombre de consultations ne permet pas de connaître son réel intérêt, de savoir s'il répond à la demande et ce qu'il faudrait corriger ou développer pour le rendre plus utile aux étudiants.

Améliorer les conditions matérielles des étudiants

Les conditions de logement, la précarité financière et l'accès à une alimentation saine jouent un rôle crucial dans le bien-être mental. De nombreux étudiants doivent cumuler leurs études avec un travail, vivent dans des logements insalubres ou sont en insécurité alimentaire, ce qui accentue leur vulnérabilité psychologique.

Selon une enquête de l'OVE en 2021, 46 % des étudiants déclaraient une situation financière « difficile » ou « très difficile », et plus d'un quart d'entre eux avaient déjà renoncé à des soins pour des raisons économiques[97]. Là encore, ces chiffres sont connus, cette réalité aussi, cependant nous peinons à développer des politiques publiques ambitieuses, pourtant nécessaires : augmentation des aides au logement, restauration universitaire de qualité, gratuité des soins essentiels et lutte contre la précarité menstruelle.

Un RSA étudiant ?

Selon diverses sources de données, dont l'étude i-Share, on estime qu'un étudiant sur quatre doit exercer un emploi tout au long de l'année pour subvenir à ses besoins. Ce travail, qui n'a le plus souvent aucun lien avec les études, empiète sur celles-ci, ce qui met en danger la réussite universitaire.

Ces situations se présentent généralement parce que les familles ne peuvent pas les soutenir financièrement, du moins pas autant qu'elles le voudraient. Des bourses sur critères sociaux existent, mais elles sont faibles et mal calibrées. Pendant la crise sanitaire due au Covid-19, ces étudiants ont été en grande difficulté financière et beaucoup, comme nous l'avons déjà évoqué, se sont retrouvés à devoir frapper aux portes de l'aide alimentaire pour se nourrir. L'État avait alors instauré les repas à 1 euro, et fin janvier 2025, l'Assemblée nationale a adopté une loi pour entériner ce dispositif.

C'est une avancée importante pour nos jeunes, mais nous pourrions aller plus loin, prendre la mesure de cette réalité pour y répondre. Pourquoi ne pas donner l'équivalent d'un RSA aux étudiants ? Tous les jeunes pourraient alors se consacrer pleinement à leurs études, indépendamment de l'importance voire de l'existence d'un soutien familial, et ne souffriraient plus du stress du financement de leurs frais fixes et besoins vitaux. Ce système de solidarité augmenterait l'égalité des chances.

Je sais que pour certains, le RSA a une image négative. Pourtant, il ne s'agirait pas là d'un quelconque assistanat, mais bien d'un soutien pour aider nos jeunes à réussir leurs études, leur entrée dans la vie active, et à aller mieux !

Ce sujet devrait revenir dans le débat public et politique, j'en suis convaincu. Plusieurs initiatives parlementaires dans ce sens ont eu lieu dans le passé, mais elles ont toutes été rejetées par le gouvernement. Verser un RSA aux étudiants est évidemment un vrai choix de société, mais c'est d'abord un choix collectif, un choix de solidarité des actifs vers les plus jeunes. Le Danemark et la Suède le font, pourquoi pas la France ?

Le saviez-vous ?
Le Danemark verse un RSA aux étudiants

Nommé Statens Uddannelsesstøtte (SU), que l'on peut traduire par « Soutien de l'éducation par l'État », les étudiants reçoivent une allocation s'élevant jusqu'à 860 euros par mois. Elle varie en fonction du revenu des parents, de la localisation de l'université et du fait que l'étudiant vit toujours, ou pas, chez ses parents.

Parler plus et mieux de la santé mentale

Une mobilisation générale

La question de la communication sur la santé mentale est centrale si l'on veut faire bouger les choses. La maladie mentale a ceci de particulier qu'elle ne se voit pas et qu'il est difficile, sinon douloureux, d'en parler. Beaucoup la considèrent comme une défaillance intime, et à ce titre elle suscite de la peur. Les non-dits, le déni et parfois même l'ostracisation en découlent.

Comment dépasser cela ? L'essentiel est d'abord d'en parler. La santé mentale doit devenir un sujet aussi légitime que la santé physique. Vu l'ampleur du problème dans la population des jeunes adultes, les collectivités et les institutions à tous les niveaux devraient inscrire ces questions dans leurs priorités, organiser des colloques, des rencontres, des espaces de dialogue sur ce sujet. Il faut faire passer le message que la maladie mentale est banale – une personne sur cinq y sera confrontée un jour ou l'autre, comme le rappelle l'OMS –, qu'elle peut se traiter et qu'on peut améliorer la vie de celle et ceux qui en souffrent. Au-delà des témoignages, l'information sur les ressources disponibles doit circuler localement et nationalement pour que les étudiants sachent vers qui/quoi se tourner en cas de nécessité pour eux ou leurs proches. Même si les dispositifs sont encore insuffisants, ils existent, et trop d'étudiants n'y ont pas recours par simple manque d'information.

Construire avec les étudiants et utiliser leurs modes de communication

Pour que ces messages atteignent les jeunes, il faut utiliser leurs médias : passer par les réseaux sociaux, les capsules vidéo, les influenceurs, etc. Voici quelques exemples d'influenceurs abordant régulièrement les questions de santé mentale : Juliette Katz (@coucoulesgirls), Matthieu Langlois (@matthieulanglois.psychologue), Marine Baousson (@marinebaousson / podcast Vulgaire), HugoDécrypte, Mlle Fantazia (@mlle_fantazia).

Toutes ces communications doivent être coconstruites avec les étudiants, sinon elles risquent de tomber à plat ou d'être ridiculisées.

Les messages de communication doivent aller de pair avec d'autres moyens qui font de la santé mentale un sujet public. Certains professionnels du stand-up ou des comiques tels que Haroun, Nora Hamzawi, Alex Vizorek ou encore Marina Rollman présentent des spectacles très percutants : en se mettant en scène ou en plaisantant parfois de façon très crue sur la santé mentale, ils aident à banaliser le sujet, à se sentir plus proches des malades et à ne plus en avoir peur. Le théâtre peut être aussi une bonne méthode : des compagnies proposent des pièces écrites sur ce thème, à destination des étudiants et directement jouées dans les universités. Des initiatives équivalentes ont aussi lieu dans des entreprises. Les spectateurs prennent ainsi conscience, de manière différente, de la situation et de tous les enjeux. Le message est moins direct, mais il n'est pas moins fort.

D'autres façons de communiquer

Si les artistes participent à cette grande cause nationale, les scientifiques sont aussi capables d'apporter leur contribution à cette communication.

Dans mon laboratoire, nous avons développé des prototypes d'outils de communication pour attirer les étudiants et leur faire comprendre plus en profondeur les questions de santé mentale. Nous avons ainsi réalisé une mini-série sur le suicide, intitulée « Qu'aurais-tu fait à ma place ? »[98].

En mettant en scène deux étudiants qui interagissent régulièrement, mais dont l'un va entrer dans une souffrance psychique de plus en plus profonde, nous avons voulu amener la personne qui regarde la mini-série à prendre position, à faire des choix (Qu'aurais-tu fait à ma place ?) à certains moments clés et à en observer les conséquences sur le risque suicidaire de celui qui souffre. C'est une façon originale de parler de cette question qui m'a été proposée par une interne de santé publique lors d'un stage. J'ai donné mon accord et nous l'avons aidée à réaliser son projet avec des moyens limités : les acteurs étaient des étudiants de notre équipe i-Share, tout a été filmé sur smartphone et nous n'avons investi que pour le son.

Sur les cinquante étudiants ayant participé à l'évaluation sous forme d'entretiens, la plupart ont dit que son côté interactif leur avait beaucoup plu et que la mini-série les avait fait réfléchir à la façon dont ils auraient réagi dans une situation semblable, ce qui était l'objectif initial.

Certains de leurs verbatims nous ont confirmé l'intérêt de ce nouvel outil :

« On se met à leur place [des personnages], et ça nous rapproche, ça nous familiarise avec tout cet univers, ce genre de problèmes, que l'on connaît dans la réalité mais qui en même temps sont éloignés de nous. »

« Je pense que la vidéo peut être vraiment instructive. Comme, par exemple, le fait qu'elle suggère que parler du suicide ne mène pas au suicide et que, au contraire, il faut en parler pour le combattre. »

Nous avons également réalisé un escape game sur la dépression, une fois encore sur la proposition d'un interne de santé publique qui connaissait très bien la communication en santé. À ce propos, les nouvelles générations de médecins ou de scientifiques sont sûrement capables d'apporter un autre regard, tant sur le diagnostic que sur les solutions. Ce fut un vrai succès (100 % d'approbation des étudiants !) et, comme pour la mini-série, nous avons testé la progression des connaissances des participants et publié ces résultats[99].

Mon seul regret, c'est qu'après avoir mis au point ces prototypes innovants de communication sur la santé mentale pour des coûts très faibles, les avoir testés et avoir montré qu'ils rencontraient leur public et atteignaient leurs buts, tout cela certifié par des publications scientifiques, les institutions – particulièrement le ministère de l'Enseignement supérieur – ne s'en soient pas emparées pour les diffuser largement et en produire d'autres. Ce n'est pas faute de l'avoir répété lors de nombreuses réunions en insistant sur le fait que nous étions prêts à donner l'intégralité du mode de fabrication. Une énième occasion ratée…

Former la communauté aux premiers soins en santé mentale (PSSM)

À l'échelle collective, il existe un outil très important : les Premiers Soins en Santé Mentale (PSSM). Il s'agit d'une formation de deux jours s'adressant à tous, qui permet de mieux comprendre ce que sont les maladies mentales et surtout comment agir et orienter au mieux.

Il s'agit de l'adaptation française d'un programme créé en 2000 par deux chercheurs australiens. Ils voulaient développer une formation pour la santé mentale qui soit l'équivalent des premiers secours pour les urgences physiques, et doter le grand public des compétences nécessaires pour apporter un soutien initial à une personne en souffrance psychique, avant même qu'une aide professionnelle ne soit disponible ou sollicitée. La formation vise à permettre de repérer les troubles psychiques ou les signes précurseurs de crise afin d'intervenir le plus en amont possible. Elle ne transforme pas les participants en professionnels de la santé mentale, mais elle a le mérite de leur donner des outils pour « aller vers » la personne en crise, apporter un soutien initial, et savoir déclencher une aide spécialisée si nécessaire. L'idée était de combler un manque, en permettant à chacun de ne plus se sentir démuni face à un proche en détresse psychologique.

Dès 2019, le SSE de l'université de Bordeaux, dont j'étais alors le directeur scientifique, a été très en pointe sur cette formation puisque nous étions l'une des toutes premières universités volontaires à la déployer. Nous sommes allés chercher le soutien d'institutions locales (rectorat, Agence régionale de santé et Conseil régional Nouvelle-Aquitaine) pour former plus de 3 000 étudiants et plus de 500 membres du personnel. Nous avons en effet rapidement ouvert la formation aux personnels en contact direct avec les étudiants, enseignants mais aussi administratifs, quand ces personnes nous ont dit être bouleversées et ne pas savoir quoi faire face à la souffrance de certains étudiants.

Je me souviens de réunions un peu compliquées au début, avec des professionnels de la santé mentale opposés à « former des professionnels en deux jours ». C'est un mauvais procès : durant toute la formation, nous insistons sur le fait que les participants ne deviennent justement pas des professionnels, et les limites de leur rôle leur sont rappelées à plusieurs reprises. En revanche, les personnes formées comprennent mieux ce que sont les maladies mentales, ce qui réduit la stigmatisation, et identifient certains symptômes et signaux faibles d'un état de santé mentale détérioré, tout en apprenant à aller vers la personne et briser son isolement.

L'important dans cette formation est de reconnaître que la santé mentale est l'affaire de tous. Chaque personne formée a développé des connaissances pour mieux se comprendre, mais dans un cadre où l'apprentissage est aussi tourné vers les autres, vers la communauté, avec l'objectif de « démocratiser » le soutien en santé mentale et de faire de chaque citoyen un acteur potentiel de l'aide et de la prévention.

La seule limite, de mon point de vue, est que le nombre de personnes formées reste faible. Si l'on prend l'exemple de l'université de Bordeaux, les 3 000 étudiants formés sont à mettre en regard des 52 000 étudiants de l'université. Autrement dit, même un programme aussi important que le PSSM, qui doit continuer et s'amplifier, ne peut être la seule réponse à apporter à la crise actuelle.

J'ai évoqué à plusieurs reprises dans ce livre la nécessité de mettre au même niveau la santé mentale et la santé physique. Je rappelle à ce sujet que depuis 2022, tous les élèves en classe de troisième doivent normalement être formés au PSC1, Certificat de Formation aux Premiers Secours, afin d'apprendre les « gestes qui sauvent ». L'objectif de l'Éducation nationale est de « former 80 % de la population aux premiers secours ». Pourquoi ne pas aussi les former au PSSM dès le collège ou le lycée ?

Repenser l'organisation des études et réduire la pression académique

Le stress académique lié aux études est en tête des causes de stress chez les étudiants. Il ne s'agit évidemment pas de supprimer complètement les examens pour éviter de stresser les étudiants, une remarque un peu ridicule qui m'est parfois renvoyée quand je parle de ce sujet à des enseignants ou des cadres universitaires – heureusement rares ! Certaines initiatives à l'étranger, notamment dans les universités canadiennes et australiennes, qui travaillent depuis longtemps sur ces sujets, ont fait leurs preuves.

Des enseignants intègrent, par exemple durant leurs cours, l'apprentissage de techniques de gestion du stress (respiration profonde, relaxation, pleine conscience). D'autres essayent de créer un climat d'entraide collective, d'apprentissage par l'échec en valorisant la démarche et les progrès individuels. Mais c'est surtout l'évaluation qu'ils essayent d'améliorer pour la rendre moins brutale : devoirs intermédiaires, autoévaluations et évaluations par les pairs durant l'année, étalement des examens dans un contrôle continu rendant l'échec à une évaluation moins dramatique pour la poursuite du cursus, adaptation des rythmes, évaluation explicitant les critères, visant la progression plutôt que la sanction.

Toutes ces méthodes contribuent à instaurer un climat de confiance et à réduire la peur de l'échec. Elles ont montré des résultats prometteurs sur la motivation et la santé mentale des étudiants. En réalité, la plupart de mes collègues enseignants les connaissent déjà, mais leur mise en pratique est limitée par le contexte de paupérisation des universités, principalement dû à la diminution du nombre d'enseignants associée à une forte augmentation du nombre d'étudiants.

Qu'on en juge : entre 2010 et 2020, le nombre d'étudiants à l'université a augmenté d'environ 20 %, tandis que celui du corps enseignant a diminué de 2 % ! Comme, depuis une vingtaine d'années, l'augmentation du budget des universités ne compense même pas l'inflation et que le nombre d'étudiants croît, la dépense par étudiant baisse. Elle a par exemple été réduite de 15 % entre 2017 et 2023[100]. Résultat : diminution du nombre d'enseignants titulaires, avec recours massif aux vacataires (trois précaires pour un titulaire[101]), classes surchargées et enseignement dégradé, universités en déficit. Nous sommes passés de 30 universités en déficit en 2023 à 60 cette année – sur 74 au total –, certains déficits s'élevant à plusieurs dizaines de millions d'euros, ce qui entraîne une dégradation de tous les services, y compris ceux qui aident les étudiants.

Dans ce cadre, fournir l'effort nécessaire pour changer les modes d'enseignement et d'évaluation devient très compliqué. Mais il faut garder à l'esprit que les universités doivent se saisir de ce questionnement sur la santé mentale pour émettre régulièrement des messages et des idées au corps enseignant. Que certains se trouvent renforcés dans leur démarche et que d'autres puissent s'en saisir, au moins partiellement, serait déjà un progrès. La reconnaissance de la santé mentale comme un motif légitime d'aménagement du cursus pour les étudiants les plus en souffrance est également à considérer.

Former sur les émotions et promouvoir les compétences psychosociales

Une des clés pour améliorer la santé mentale de nos jeunes est de renforcer leurs connaissances sur les émotions, leurs émotions. C'est, selon moi, le point de départ. Cette éducation aux émotions devrait être entreprise dès le collège, mais le Covid a en quelque sorte remis les compteurs à zéro pour de nombreux jeunes adultes qui pourraient bénéficier d'un accompagnement pour comprendre les émotions[102], le fait qu'ils ressentent plusieurs types d'émotions, positives et négatives, apprendre à les discerner et les gérer sans chercher à les contrôler. Lorsque l'on sait être à l'écoute de soi-même, on a ensuite la possibilité d'aller chercher de l'aide si nécessaire.

Le saviez-vous ?

L'intelligence émotionnelle a été définie dans les années 1990 par John Mayer et Peter Salovey comme « une forme d'intelligence sociale qui implique la capacité d'identifier non seulement ses propres émotions (ou sentiments), mais aussi celle des autres individus, ainsi que les capacités à discriminer les différentes émotions et à les utiliser pour orienter les pensées et les actions ».

Le développement des compétences psychosociales est reconnu par l'OMS comme un puissant outil de promotion de la santé mentale. Ces compétences – telles que la gestion des émotions, la résolution de problèmes, l'affirmation de soi ou la pensée critique – permettent aux jeunes de mieux faire face aux défis personnels et scolaires. Des programmes comme « Unplugged[103] », introduit dans certaines universités européennes et en France par Santé publique France, ont démontré leur efficacité pour réduire les symptômes d'anxiété, de stress et de dépression. Ils peuvent être intégrés à la vie universitaire à travers des ateliers facultatifs, des modules dans le cursus ou des séances collectives.

L'enseignement de ces compétences dès l'entrée dans l'enseignement supérieur, via des « semaines d'accueil » ou des modules de développement personnel, pourrait favoriser une meilleure adaptation au cadre universitaire.

Des programmes d'éducation émotionnelle et de prévention du stress intégrés au cursus universitaire ont montré leur efficacité, notamment dans les pays anglo-saxons. Par exemple, le programme britannique « Student Minds » propose des ateliers de gestion du stress, de soutien par des pairs et de développement personnel, avec des résultats positifs sur le bien-être des participants[104]. Pourquoi ne pas s'en inspirer pour un programme adapté au contexte des universités françaises ? Des initiatives ont lieu, mais elles demeurent locales et dispersées, donnant là encore l'impression qu'il manque un pilote pour essayer de retenir le meilleur et de le diffuser.

Lutter contre la solitude

La solitude a un impact direct sur la santé mentale, renforcé dans la population étudiante. Certains groupes sont plus à risque, les primo-entrants, les étudiants internationaux ou ceux issus de milieux défavorisés, et l'isolement lors de la crise sanitaire du Covid-19 a joué un rôle catastrophique dont beaucoup gardent des séquelles.

Là encore, je crois au développement de dispositifs divers à l'université : créer ou rénover des espaces de rencontre (cafés associatifs, lieux de vie étudiants, espaces de co-étude). Je m'arrête un instant sur ce point, car c'est une initiative qui paraît simple et peu onéreuse, mais qui est essentielle. Un étudiant qui fréquentait un café associatif sur son campus m'a dit : « Ça, honnêtement, c'est ce qu'il y a de plus important pour nous. Ce café a sauvé ma vie sociale. » Les universités peuvent aussi encourager la participation aux associations étudiantes, et les initiatives de soutien par des pairs. Ce dernier dispositif est d'une grande importance : il ne s'agit pas de créer du lien à la place des étudiants, mais de les aider à le faire – de les aider à s'aider. Le soutien par des pairs permet aux étudiants de s'écouter, de se soutenir et de normaliser leurs émotions. Les universités peuvent former des étudiants volontaires à l'écoute active, à l'orientation vers les bons interlocuteurs, et à l'identification des signaux d'alerte. Des études montrent que ces dispositifs renforcent le sentiment d'appartenance et peuvent être bénéfiques autant pour les aidants que pour les aidés[105].

Je veux insister sur la grande simplicité de l'action à entreprendre : il s'agit de mettre en place les conditions nécessaires pour que les étudiants puissent interagir. Et tout peut fonctionner, comme l'a montré une analyse globale des études sur ce sujet[106] : activité commune culturelle ou sportive, ateliers de cuisine à petit prix, groupes de parole thématiques, lieux dédiés et sécurisés, etc.

Inutile de mobiliser les services des universités ou le corps enseignant : il faut être très pragmatique, travailler avec les étudiants pour voir ce qui pourrait fonctionner sur un campus ou ce qui fonctionne déjà et pourrait bénéficier de plus de visibilité, varier les possibilités de rencontres et d'activités pour s'adresser au plus grand nombre, analyser ce qui marche ou pas et s'adapter à la demande. Les moyens à mobiliser sont limités et l'impact peut être considérable ; en créant du lien, on diminue le sentiment de solitude, on améliore la santé mentale de tous et on peut repérer plus précocement des situations à risque.

Promouvoir l'activité physique régulière pour tous

C'est un fait scientifique bien connu des chercheurs comme moi, qui travaillent sur la santé des populations, mais insuffisamment connu du grand public : l'activité physique est l'un des facteurs les plus puissants de protection contre la dépression, l'anxiété et le stress ! Et cela ne fait pas que protéger, c'est aussi un traitement de la dépression. Un traitement naturel sans aucun médicament ni aucune molécule à ingérer : difficile de faire mieux !

Chez les étudiants, les analyses de la littérature sur l'activité physique, y compris sur les études randomisées qui sont les plus fiables en matière de preuve[107], sont convergentes pour dire qu'elle est associée à une réduction de l'anxiété, de la dépression et du stress. Pour le dire autrement, il existe plus de preuves de l'efficacité de l'activité physique sur la santé mentale des jeunes que pour les antidépresseurs ou autres médicaments.

Les témoignages individuels sont tout aussi définitifs. Une étudiante qui avait vécu une période de très grande détresse m'a dit récemment : « Le sport m'a sauvé la vie ! » C'était un cri du cœur et elle m'a expliqué comment, dans cette période très sombre, après avoir mis en place une activité physique régulière, elle avait pu constater à quel point sa santé mentale s'était améliorée.

Le sport agit non seulement par des mécanismes biologiques (sécrétion d'endorphines, régulation du cortisol), mais aussi par ses effets sociaux (cohésion, estime de soi). Pourtant, le manque de temps, le coût ou l'absence d'infrastructures accessibles sont souvent des freins pour les étudiants.

Les établissements peuvent faciliter l'accès à la pratique sportive en intégrant des créneaux obligatoires d'éducation physique, en offrant des licences sportives gratuites ou en créant des espaces dédiés à l'activité physique sur les campus. Presque tous proposent des initiatives autour du sport et de l'activité physique, mais la force des données scientifiques encourage à franchir un palier et à aller beaucoup plus loin pour encourager l'activité physique de tous. Et il ne s'agit pas que du sport, qui peut être compliqué pour certains, mais de toute forme d'activité physique, y compris informelle, comme le jeu : soyons imaginatifs et innovants ! Certains publics pourraient être plus fortement incités : l'université de Strasbourg, par exemple, a mis en place un « sport sur ordonnance » pour les étudiants en souffrance psychique, avec des résultats prometteurs.

Finalement, qui fait quoi ?

C'est la grande question. Idéalement, tout le monde devrait agir à son niveau. Prendre soin de la santé mentale des étudiants ne peut être réduit à une simple offre de soins psychologiques : il s'agit d'un enjeu systémique, qui engage les universités, les pouvoirs publics, les associations étudiantes et la société dans son ensemble. Chaque paragraphe développé ci-dessus montre qu'il existe des solutions accessibles, parfois déjà en place, mais encore sous-déployées.

Plusieurs de ces actions relèvent du politique, qu'il soit national, régional ou local. Même si des expérimentations sur le RSA ont été proposées localement, c'est un choix politique fort qui doit être fait au niveau national et porté au plus haut niveau (présidence de la République, Premier ministre), car son instruction et sa mise en route impliquent plusieurs ministères. Il en est de même pour le renforcement des soins en santé mentale : si le pilote doit naturellement être le ministère de la Santé, l'offre de soins doit rester au contact des étudiants, sur les campus, et donc au niveau des services de santé étudiants qui relèvent du ministère de l'Enseignement supérieur. Mettons en place une collaboration plus étroite entre ces ministères afin de dépasser la situation actuelle, marquée par l'absence de dialogue et donc la perte d'efficacité.

De nombreuses autres actions comme la promotion de l'activité physique, la lutte contre la solitude, le développement de la formation peuvent être mises en place au niveau local, par les universités et leurs partenaires régionaux. Attendre que les directives viennent d'en haut serait inutile et contreproductif. Il faut partir de la situation locale, de ses forces, et construire de façon pragmatique le dispositif le plus adapté. Je sais qu'on me rétorquera qu'il faut des moyens pour certaines de ces actions, comme le développement du PSSM. C'est vrai ! Mais si, en 2019, nous avions attendu un plan d'envergure nationale – qui semble se dessiner seulement maintenant (2025) –, nous n'aurions pas déjà formé 3 000 étudiants et 500 membres du personnel à Bordeaux. Nous avons entrepris de réunir plusieurs institutions locales autour de la table, les avons convaincues de participer à cette entreprise collective, et par étapes, nous avons pu déployer cette formation et atteindre nos objectifs.

L'acteur local principal reste bien sûr l'université, qui peut mobiliser sa communauté, développer une culture de la prévention et de la bienveillance, travailler avec les associations d'étudiants, favoriser et reconnaître le rôle des étudiants comme acteurs de soutien, alléger la pression académique, promouvoir l'activité physique, etc. Il est essentiel que les établissements d'enseignement supérieur passent d'une logique de réaction à une logique de prévention durable. Une bonne partie de la solution viendra des étudiants eux-mêmes – je pense notamment à la diffusion des connaissances sur la santé mentale et à la question de la solitude – et les universités doivent se positionner comme des partenaires pour coconstruire avec eux les outils et dispositifs qui conviennent. Une meilleure santé mentale des étudiants est non seulement une condition du succès académique, mais aussi un investissement dans la santé globale et la cohésion sociale de demain.

Et pour les parents : que faire, quand chercher de l'aide et auprès de qui ?

Ces questions sont difficiles. Si vous êtes parent, et si votre adolescent laisse échapper quelque chose comme : « si je n'étais pas là, ce serait mieux », prenez-le au sérieux. Lorsque quelqu'un parvient à exprimer une volonté d'en finir, c'est qu'il ne va pas bien. Il faut saisir cette occasion pour dialoguer et ne pas hésiter à poser des questions claires et directes. Affronter cette peur sans s'affoler est essentiel.

Il est vrai que les adolescents ne sont pas toujours enclins à parler avec leurs parents. Il ne s'agit pas non plus de questionner votre jeune en permanence. Cependant, des signes peuvent vous alerter. Soyez particulièrement vigilant si vous percevez un changement dans le comportement de votre enfant, et plus particulièrement si votre enfant :

- est de plus en plus renfermé sur lui-même,
- est à l'écart des autres, est en conflit avec des amis,
- a des résultats en baisse, décroche de ses études,

- se dévalorise, est souvent triste,
- dort peu, souffre d'insomnies.

Il peut s'agir d'une dépression menant à un comportement suicidaire, mais il arrive aussi que cette situation soit passagère. Il faut donc rester vigilant et parler. Parler est toujours positif. Établir un dialogue.

Il ne faut pas hésiter à demander au jeune s'il a des « idées noires ». Échanger sur les pensées suicidaires n'aggrave jamais la situation et ne déclenche rien, contrairement à ce qu'on entend parfois. Et si ces pensées sont fréquentes, c'est le signe qu'il faut aller chercher de l'aide. D'autres signes peuvent également vous décider à franchir le pas, car ils témoignent d'une souffrance inhabituelle : l'apparition de scarifications, la diminution ou l'arrêt de l'alimentation, une consommation importante d'alcool ou de drogues, etc. Mais ce ne sont que des indices. Si vous trouvez que votre enfant souffre trop ou si vous-même souffrez de cette situation, c'est ce qui compte. Il faut alors en parler avec un professionnel. Ce n'est jamais une erreur de chercher de l'aide, et vous pouvez commencer par votre médecin généraliste qui, s'il connaît bien votre enfant, pourra être de bon conseil pour le suivre ou pour vous encourager à consulter un professionnel de la santé mentale.

Hospitalisation des jeunes en psychiatrie

En Île-de-France, entre 2020 et 2023 :

Chez les filles, augmentation de 71 % entre 15 et 19 ans, augmentation de 33 % entre 20 et 24 ans.

Chez les garçons, augmentation de 36 % entre 15 et 19 ans.

Les professionnels de la santé mentale

Du côté des professionnels de la santé mentale, tout commence par l'écoute, essentielle pour parvenir à distinguer les raisons d'un mal-être et évaluer l'intensité de la souffrance ainsi que la façon de la prendre en charge.

Quelles différences entre un psychologue, un psychiatre et un psychanalyste ?

Le psychologue a un master universitaire en psychologie (bac+5 et stages) ou un diplôme de l'EPP (école de psychologues praticiens de Paris ou Lyon). Il existe différents types de thérapies dites longues (souvent d'inspiration psychanalytique) ou plus courtes, comme les TCC (thérapies cognitivo-comportementales).

Le psychiatre a suivi un cursus universitaire en médecine avec une spécialisation en psychiatrie (bac+10, six années d'études de médecine et quatre années de spécialisation en psychiatrie). Il peut établir le diagnostic d'une maladie mentale, proposer une thérapie et est le seul habilité à prescrire un traitement médicamenteux.

Le psychanalyste est un psychologue ou psychiatre qui a obtenu, à la suite d'une psychanalyse et/ou d'une formation complémentaire en psychanalyse, l'habilitation pour effectuer une psychanalyse. La psychanalyse a été inventée par le neurologue autrichien Sigmund Freud et correspond à une investigation des processus psychiques profonds de l'inconscient. C'est également une thérapie par la parole, généralement sur plusieurs années.

Comment choisir un professionnel de santé mentale ?

En dehors d'une crise aiguë qui va nécessiter une prise en charge en urgence, le plus souvent en hôpital psychiatrique, la première étape consiste à consulter un(e) psychologue. Pourquoi pas un psychiatre ? Par pragmatisme : il y a moins de psychiatres ou pédopsychiatres et il est souvent impossible d'obtenir un rendez-vous avant plusieurs mois. Même si on soupçonne une dépression, il n'y a pas d'urgence à voir un psychiatre, car les traitements antidépresseurs fonctionnent mal chez les jeunes et sont assez rarement prescrits.

Concernant les psychologues, il existe de nombreuses écoles et thérapies, mais ce n'est pas à votre enfant ou à vous de connaître toutes ces écoles afin de choisir. Ce qui importe, c'est que le contact soit bon avec la ou le psychologue, et que votre enfant soit en confiance pour parler de ses problèmes. C'est l'essentiel. Plus tard, il pourra évaluer si la méthode et les exercices proposés par ce professionnel lui conviennent, s'il ressent que cette prise en charge est utile et, le cas échéant, en changer.

Là aussi, du fait du problème d'accès à des consultations de psychologie, le pragmatisme prend le pas : le défi est de trouver une consultation à une distance raisonnable. Et il y a la question du coût : ces consultations ne sont pas remboursées, sauf à passer par le dispositif gratuit « Mon soutien psy », qui a comme inconvénient l'obligation d'utiliser la téléconsultation… mais c'est toujours mieux que rien.

Ma suggestion, si vous avez quand même le choix, c'est de vous tourner vers un(e) psychologue employant les thérapies cognitivo-comportementales (TCC). Elles ont démontré leur efficacité à travers de nombreuses études et sont particulièrement adaptées pour des adolescents et jeunes adultes souffrant principalement d'anxiété, de dépression et de troubles du sommeil. Leur abord est très concret, centré sur le problème principal, et plutôt ludique. Ce sont des « thérapies contractuelles », ce qui signifie qu'il y a une forme de contrat passé entre le soignant et le jeune qui doit s'engager à participer activement aux exercices proposés. Il y a un échange important entre les deux, des choix qui se font ensemble, et cet état d'esprit convient bien aux jeunes. Enfin, ce sont des thérapies brèves (généralement une dizaine de séances), ce qui est, là aussi, bien adapté à la fluctuation des problèmes de santé mentale à cet âge. A contrario, une psychanalyse n'est pas la meilleure solution pour les problèmes de santé mentale de cette population. Sa durée et son coût la rendent également inadaptée à ce contexte.

Contacts utiles : lignes téléphoniques, sites Internet et plateformes en ligne

Numéro national de prévention du suicide – 3114

- Disponible 24h/24, 7j/7, gratuit et confidentiel.
- Écoute par des professionnels formés (psychologues, infirmiers, psychiatres).
- Pour toute personne en détresse suicidaire ou pour l'entourage s'il est inquiet.
- Site associé : www.3114.fr

Fil Santé Jeunes – 0800 235 236

- Pour les 15-25 ans, gratuit, anonyme.
- Une personne à votre écoute 7j/7 de 9 heures à 23 heures.
- Site riche en contenus : www.filsantejeunes.com

Nightline France – www.nightline.fr

- Écoute nocturne, gratuite (étudiants uniquement), par des pairs formés.
- Disponible en français et en anglais.
- Présente dans plusieurs grandes villes étudiantes (Paris, Lyon, Lille…).

Psycom – www.psycom.org

- Plateforme publique d'information sur la santé mentale.
- Guides sur les troubles, l'accès aux soins, les droits, les préjugés.

Jeunes en santé mentale (Santé publique France)

- https://www.santepubliquefrance.fr/presse/2023/sante-mentale-des-jeunes-des-conseils-pour-prendre-soin-de-sa-sante-mentale
- Infos fiables, pédagogiques sur l'anxiété, le stress, la dépression, les relations…
- Très utile pour les étudiants ainsi que les parents et les enseignants.

Santé Psy Étudiants – https://santepsy.etudiant.gouv.fr/

- Annuaire et plateforme d'accès à un dispositif de 12 séances gratuites chez un psychologue pour les étudiants.

Notes

1. Georges Bernanos, *Les Grands Cimetières sous la lune* (1938).
2. Auerbach, R. P. *et al.* « WHO World Mental Health Surveys International College Student Project: Prevalence and distribution of mental disorders. » *Journal of abnormal psychology* 127, 623-638, doi : 10.1037/abn0000362 (2018).
3. Macalli, M. Castel, L., Jacqmin-Gadda, H., Galesne, C., Tournier, M., Galéra, C., Pereira, E., Tzourio, C. « Depressive symptoms and suicidal ideation among university students before and after the COVID-19 pandemic. » *J Affect Disord* 369, 149-154, doi :10.1016/j.jad.2024.09.093 (2025).
   Kiviruusu, O. *et al.* « Mental health after the COVID-19 pandemic among Finnish youth: a repeated, cross-sectional, population-based study. » *Lancet Psychiatry* 11, 451-460, doi : 10.1016/s2215-0366(24)00108-1 (2024).
4. Macalli, M. *et al.* « Depressive symptoms and suicidal ideation among university students… » *Op. cit.*
   Kiviruusu, O. *et al.* « Mental health after the COVID-19 pandemic among Finnish youth… » *Op. cit.*

5. *« Sedulo curavi humanas actiones non ridere, non lugere neque detestari, sed intelligere. » in Traité politique*, avant-propos/ ch. I, § 4, *in* Œuvres complètes, T. 5, PUF, éd. Charles Ramond (2005).
6. « World mental health report: transforming mental health for all. » (World Health Organization, Geneva, 2022).
7. Keyes, C. L. « The mental health continuum: from languishing to flourishing in life. » *J Health Soc Behav* 43, 207-222 (2002).
8. Schneiderman, N., Ironson, G. & Siegel, S. D. « Stress and health: psychological, behavioral, and biological determinants. » *Annu Rev Clin Psychol* 1, 607-628 (2005).
9. Idem.
10. Lupien, S. J. « Brains under stress. » *Canadian journal of psychiatry. Revue canadienne de psychiatrie* 54, 4-5 (2009).
    Southwick, S. M., Vythilingam, M. & Charney, D. S. « The psychobiology of depression and resilience to stress: implications for prevention and treatment. » *Annu Rev Clin Psychol* 1, 255-291 (2005).
11. Lupien, S. J. « Brains under stress. » *Op. cit.*
12. Hammen, C. « Stress and depression. » *Annu Rev Clin Psychol* 1, 293-319 (2005).
13. Lupien, S. J. « Brains under stress. » *Op. cit.*
14. Sheldon, E. *et al.* « Prevalence and risk factors for mental health problems in university undergraduate students: A systematic review with meta-analysis. » *Journal of Affective Disorders* 287, 282-292 (2021).
15. Kessler, R. C., Chiu, W. T., Demler, O. & Walters, E. E. « Prevalence, Severity, and Comorbidity of 12-Month

DSM-IV Disorders in the National Comorbidity Survey Replication. » *Archives of general psychiatry* 62, 617-627 (2005).
16. Kalin, N. H. « The Critical Relationship Between Anxiety and Depression. » *American Journal of Psychiatry* 177, 365-367 (2020).
17. Adams, M. J. *et al.* « Trans-ancestry genome-wide study of depression identifies 697 associations implicating cell types and pharmacotherapies. » *Cell* 188, 640-652.e649 (2025).
18. Kessler, R. C. *et al.* « Lifetime prevalence and age-of-onset distributions of mental disorders in the World Health Organization's World Mental Health Survey Initiative. » *World psychiatry: official journal of the World Psychiatric Association (WPA)* 6, 168-176 (2007).
19. Pelissolo, A. in *The Conversation* (France, 2024).
20. Amand-Eeckhout, L. « Mental health in the EU » (European Parliamentary Research Service, 2023).
21. Collaborators, G. B. D. M. D. « Global, regional, and national burden of 12 mental disorders in 204 countries and territories, 1990-2019: a systematic analysis for the Global Burden of Disease Study 2019. » *Lancet Psychiatry* 9, 137-150 (2022).
22. Hubble, S. & Bolton, P. « Support for students with mental health issues in higher education in England. » *UK Parliament Briefing Paper* (2020).
23. Léon, C., du Roscoät, E. & Beck, F. « Prévalence des pensées suicidaires et tentatives de suicide chez les 18-85 ans en France : résultats du baromètre santé 2021. » *BEH* 3, 14 (2023).

24. Olfson, M. *et al.* « Suicide Following Deliberate Self-Harm. » *The American journal of psychiatry* 174, 765-774 (2017).
25. Hughes, K. *et al.* « The effect of multiple adverse childhood experiences on health: a systematic review and meta-analysis. » *Lancet Public Health* 2, e356-e366 (2017).
26. Bhargav, M. & Swords, L. « Two Sides of the Coin: The Roles of Adverse Childhood Experiences and Positive Childhood Experiences in College Students' Mental Health. » *Journal of Interpersonal Violence* 39, 2507-2525 (2024).
27. Idem.
28. Schwartz, A. *et al.* « Adverse childhood experiences and substance use among university students: a systematic review. » *Journal of Substance Use*, 1-11 (2022).
29. Craig, F. *et al.* « Adverse Childhood Experiences and Mental Health among Students Seeking Psychological Counseling Services. » *Int J Environ Res Public Health* 20 (2023).
30. Mortier, P. *et al.* « Childhood adversities and suicidal thoughts and behaviors among first-year college students: results from the WMH-ICS initiative. » *Social psychiatry and psychiatric epidemiology* 57, 1591-1601 (2022).
31. Schwartz, A. *et al.* « Adverse childhood experiences and left hippocampal volumetric reductions: A structural magnetic resonance imaging study. » *Journal of psychiatric research* 180, 183-189 (2024).
32. Whiteford, H. A. *et al.* « Global burden of disease attributable to mental and substance use disorders:

findings from the Global Burden of Disease Study 2010. » *The Lancet* 382, 1575-1586 (2013).
Henking, C., Reeves, A. & Chrisinger, B. « Global inequalities in mental health problems: understanding the predictors of lifetime prevalence, treatment utilisation and perceived helpfulness across 111 countries. » *Preventive medicine* 177, 107769 (2023).

33. Henking, C., Reeves, A. & Chrisinger, B. « Global inequalities in mental health problems… » *Op. cit.*
34. Idem.
35. Reiss, F. *et al.* « Socioeconomic status, stressful life situations and mental health problems in children and adolescents: Results of the German BELLA cohort-study. » *PloS one* 14, e0213700 (2019).
36. Sheldon, E. *et al.* « Prevalence and risk factors for mental health problems in university undergraduate students… » *Op. cit.*
37. Elgar, F. J. *et al.* « Socioeconomic inequalities in adolescent health 2002-2010: a time-series analysis of 34 countries participating in the Health Behaviour in School-aged Children study. » *The Lancet* 385, 2088-2095 (2015).
38. Reiss, F. *et al.* « Socioeconomic status, stressful life situations and mental health problems in children and adolescents… » *Op. cit.*
39. Dougall, I., Vasiljevic, M., Kutlaca, M. & Weick, M. « Socioeconomic inequalities in mental health and wellbeing among UK students during the COVID-19 pandemic: Clarifying underlying mechanisms. » *PloS one* 18, e0292842 (2023).

40. Wu, J., Shen, H., Shen, Y., Liao, X. & Yu, X. « The influence of family socioeconomic status on college students' mental health literacy: the chain mediating effect of parenting styles and interpersonal relationships. » *Frontiers in psychology* Volume 15-2024 (2024).
41. Mann, F. *et al.* « Loneliness and the onset of new mental health problems in the general population. » *Social psychiatry and psychiatric epidemiology* 57, 2161-2178 (2022).
42. Holt-Lunstad, J. « Social connection as a critical factor for mental and physical health: evidence, trends, challenges, and future implications. » *World psychiatry: official journal of the World Psychiatric Association (WPA)* 23, 312-332 (2024).
43. Kannan, V. D. & Veazie, P. J. « US trends in social isolation, social engagement, and companionship ⊠ nationally and by age, sex, race/ethnicity, family income, and work hours, 2003-2020. » *SSM-Population Health* 21, 101331 (2023).
44. Buecker, S., Mund, M., Chwastek, S., Sostmann, M. & Luhmann, M. « Is loneliness in emerging adults increasing over time ? A preregistered cross-temporal meta-analysis and systematic review. » *Psychol Bull* 147, 787-805 (2021).
45. Macalli, M., Kinouani, S., Texier, N., Schuck, S. & Tzourio, C. « Contribution of perceived loneliness to suicidal thoughts among French university students during the COVID-19 pandemic. » *Scientific reports* 12, 16833 (2022).
46. Ellard, O. B., Dennison, C. & Tuomainen, H. « Review: Interventions addressing loneliness amongst university students: a systematic review. » *Child Adolesc Ment Health* 28, 512-523 (2023).

47. www.lemonde.fr/campus/article/2025/03/29/christophe-tzourio-epidemiologiste-cinq-ans-apres-le-covid-19-une-societe-d-adultes-s-est-protegee-en-demandant-aux-jeunes-de-sacrifier-leur-jeunesse-sans-jamais-reconnaitre-la-souffrance-que-cela-a-causee_6587585_4401467.html
48. i-Share est l'acronyme de : *internet-based Students Health Research Enterprise.* Nous aurions préféré un nom et un acronyme en français, mais l'évaluation initiale du projet pour l'obtention d'un financement était en anglais, et une fois l'étude sélectionnée et connue, il devenait très difficile de changer le nom.
49. Coelho, J., Montagni, I., Micoulaud-Franchi, J.A., Plancoulaine, S., Tzourio, C. « Study of the association between cannabis use and sleep disturbances in a large sample of University students. » *Psychiatry research.* 2023;322:115096. doi: 10.1016/j.psychres.2023.115096.
50. Hawryluck, L., Gold, W.L., Robinson, S., Pogorski, S., Galea, S., Styra, R. « SARS control and psychological effects of quarantine, Toronto, Canada. » *Emerg Infect Dis.* 2004 ;10:1206-1212. doi : 10.3201/eid1007.030703
51. Macalli, M., Texier, N., Schuck, S., Cote, S.M., Tzourio, C.. « A repeated cross-sectional analysis assessing mental health conditions of adults as per student status during key periods of the COVID-19 epidemic in France. » *Scientific reports.* 2021 ;11:21455. doi : 10.1038/s41598-021-00471-8.
52. Macalli, M., Kinouani, S., Texier, N., Schuck, S., Tzourio, C. « Contribution of perceived loneliness to suicidal thoughts… » *Op. cit.*

53. Bethlehem, R.A.I., Seidlitz, J., White, S.R., Vogel, J.W., Anderson, K.M., Adamson, C., Adler, S., Alexopoulos, G.S., Anagnostou, E., Areces-Gonzalez, A., *et al.* « Brain charts for the human lifespan. » *Nature.* 2022 ;604:525-533. doi : 10.1038/s41586-022-04554-y.
54. Corrigan, N.M., Rokem, A., Kuhl, P.K.. « Covid-19 lockdown effects on adolescent brain structure suggest accelerated maturation that is more pronounced in females than in males. » *Proceedings of the National Academy of Sciences.* 2024 ;121:e2403200121. doi : 10.1073/pnas.2403200121.
55. www.lefigaro.fr/actualite-france/reconfinement-la-grosse-deprime-des-etudiants-prives-de-cours-et-de-vie-sociale-20201119.
56. Macalli, M., *et al.* « Depressive symptoms and suicidal ideation among university students… » *Op. cit.*
57. Léon, C., du Roscoät, E., Beck, F. « Prévalence des pensées suicidaires et tentatives de suicide chez les 18-85 ans en France : résultats du baromètre santé 2021. » *BEH.* 2023 ;3:14.
    Léon, C., du Roscoät, E., Beck, F. « Prévalence des épisodes dépressifs en France… » *Op. cit.*
58. www.lemonde.fr/societe/article/2024/05/16/les-hospitalisations-pour-tentatives-de-suicide-et-automutilations-chez-les-adolescentes-et-jeunes-femmes-ont-augmente-de-facon-brutale-en-une-quinzaine-d-annees_6233573_3224.html
59. www.huffingtonpost.fr/politique/article/sont-ils-egoistes-pourquoi-les-jeunes-ont-du-mal-a-respecter-les-consignes-sanitaires-anti-covid-19_171300.html

60. Borg, M. E., Heffer, T. & Willoughby, T. « Generational Shifts in Adolescent Mental Health: A Longitudinal Time-Lag Study. » *J Youth Adolesc* 54, 837-848 (2025).
61. Vigdal, J. S. & Bronnick, K. K. « A Systematic Review of "Helicopter Parenting" and Its Relationship With Anxiety and Depression. » *Frontiers in psychology* 13, 872981 (2022).
62. Hickman, C. *et al.* « Climate anxiety in children and young people and their beliefs about government responses to climate change: a global survey. » *Lancet Planet Health* 5, e863-e873 (2021).
63. Hudon, A. *et al.* « Navigating the Maze of Social Media Disinformation on Psychiatric Illness and Charting Paths to Reliable Information for Mental Health Professionals: Observational Study of TikTok Videos. » *J Med Internet Res* 27, e64225 (2025).
64. Idem.
65. Shannon, H., Bush, K., Villeneuve, P. J., Hellemans, K. G. & Guimond, S. « Problematic Social Media Use in Adolescents and Young Adults: Systematic Review and Meta-analysis. » *JMIR mental health* 9, e33450 (2022).
66. Haidt, J. *Génération anxieuse*, Les Arènes (2025).
67. Torous, J. *et al.* « The growing field of digital psychiatry: current evidence and the future of apps, social media, chatbots, and virtual reality. » *World psychiatry: official journal of the World Psychiatric Association (WPA)* 20, 318-335 (2021).
68. Karim, F., Oyewande, A. A., Abdalla, L. F., Chaudhry Ehsanullah, R. & Khan, S. « Social Media Use and Its Connection to Mental Health: A Systematic Review. » *Cureus* 12, e8627 (2020).

69. Crone, E. A. & Konijn, E. A. « Media use and brain development during adolescence. » *Nat Commun* 9, 588 (2018).
In *Social Media and Youth Mental Health: The U.S. Surgeon General's Advisory Publications and Reports of the Surgeon General.* US Department of Health and Human Services (2023).
70. www.touteleurope.eu/societe/pourquoi-l-interdiction-des-reseaux-sociaux-aux-moins-de-15-ans-voulue-par-la-france-est-un-casse-tete-europeen/
71. Torous, J. *et al.* « The evolving field of digital mental health: current evidence and implementation issues for smartphone apps, generative artificial intelligence, and virtual reality. » *World psychiatry: official journal of the World Psychiatric Association (WPA)* 24, 156-174 (2025).
72. Linardon, J. *et al.* « Current evidence on the efficacy of mental health smartphone apps for symptoms of depression and anxiety. A meta-analysis of 176 randomized controlled trials. » *World psychiatry: official journal of the World Psychiatric Association (WPA)* 23, 139-149 (2024).
73. Firth, J. *et al.* « Can smartphone mental health interventions reduce symptoms of anxiety ? A meta-analysis of randomized controlled trials. » *J Affect Disord* 218, 15-22 (2017).
74. Idem.
75. Baumel, A., Muench, F., Edan, S. & Kane, J. M. « Objective User Engagement With Mental Health Apps: Systematic Search and Panel-Based Usage Analysis. » *J Med Internet Res* 21, e14567 (2019).
76. Jaworski, B. K. *et al.* « Exploring Usage of COVID Coach, a Public Mental Health App Designed for the COVID-19

Pandemic: Evaluation of Analytics Data. » *J Med Internet Res* 23, e26559 (2021).

77. Su, L. & Anderson, P. L. « User Behavior of a Publicly Available, Free-to-Use, Self-guided mHealth App for Depression: Observational Study in a Global Sample. » *JMIR Form Res* 6, e35538 (2022).
78. Montagni, I., Cariou, T., Feuillet, T., Langlois, E. & Tzourio, C. « Exploring Digital Health Use and Opinions of University Students: Field Survey Study. » *JMIR mHealth and uHealth* 6, e65-e65 (2018).
79. www.psycom.org
80. Lai, L., Pan, Y., Xu, R. & Jiang, Y. « Depression and the use of conversational AI for companionship among college students: the mediating role of loneliness and the moderating effects of gender and mind perception. » *Front Public Health* 13, 1580826 (2025).
Maples, B., Cerit, M., Vishwanath, A. & Pea, R. « Loneliness and suicide mitigation for students using GPT3-enabled chatbots. » *npj mental health research* 3, 4 (2024).
81. www.lemonde.fr/pixels/article/2024/08/06/comment-l-ia-bouscule-le-milieu-de-la-sante-mentale-plutot-que-de-payer-une-nouvelle-seance-chez-le-psy-j-allais-sur-chatgpt_6270640_4408996.html
www.20minutes.fr/high-tech/4109817-20240923-ia-va-devenir-meilleure-pote-prochaine-addiction-jeunes?
www.bfmtv.com/tech/intelligence-artificielle/je-ne-pensais-pas-que-c-etait-si-nocif-character-ai-cet-ami-virtuel-qui-ne-vous-veut-pas-du-bien_AV-202502080036.html

82. www.lemonde.fr/pixels/article/2024/08/06/comment-l-ia-bouscule-le-milieu-de-la-sante-mentale-plutot-que-de-payer-une-nouvelle-seance-chez-le-psy-j-allais-sur-chatgpt_6270640_4408996.html
83. Tremain, H., McEnery, C., Fletcher, K. & Murray, G. « The Therapeutic Alliance in Digital Mental Health Interventions for Serious Mental Illnesses: Narrative Review. » *JMIR mental health* 7, e17204 (2020).
84. Lucas, G. M., Gratch, J., King, A. & Morency, L.-P. « It's only a computer: Virtual humans increase willingness to disclose. » *Computers in Human Behavior* 37, 94-100 (2014).
85. Vallor, S. *AI Mirror*. Oxford University Press. ISBN 9780197759066 (2024).
86. www.20minutes.fr/high-tech/4109817-20240923-ia-va-devenir-meilleure-pote-prochaine-addiction-jeunes?
87. www.bfmtv.com/tech/intelligence-artificielle/je-ne-pensais-pas-que-c-etait-si-nocif-character-ai-cet-ami-virtuel-qui-ne-vous-veut-pas-du-bien_AV-202502080036.html
www.20minutes.fr/high-tech/4109817-20240923-ia-va-devenir-meilleure-pote-prochaine-addiction-jeunes?
88. Holt-Lunstad, J. « Social connection as a critical factor for mental and physical health: evidence, trends, challenges, and future implications. » *World psychiatry: official journal of the World Psychiatric Association (WPA)* 23, 312-332 (2024).
89. Torous, J. *et al.* « The evolving field of digital mental health… » *Op. cit.*
King, M. « Harmful biases in artificial intelligence. » *Lancet Psychiatry* 9, e48 (2022).

90. www.20minutes.fr/sante/4153665-20250515-education-nationale-elisabeth-borne-devoile-nouvelles-mesures-sante-mentale
91. Signalons que dans certaines villes il existe d'autres structures, les Bureaux d'aide psychologique universitaires, qui permettent de consulter un psychologue. Ils ont d'autres financements et ne sont pas coordonnés avec les SSE : une anomalie récurrente en France…
92. Nightline France, Rapports Plaidoyer 2020 et 2022 : « En parler, mais à qui ? » www.nightline.fr/sites/default/files/publications/2022-06/Rapport_Plaidoyer_2022_0.pdf
93. Queroue, M., Pouymayou, A., Pereira, E., Tzourio, C., Gonzalez-Caballero, J.L., Montagni, I. « An interactive video increasing French students' mental health literacy: a mixed-methods randomized controlled pilot study. » *Health Promot Int.* 2023;38. doi: 10.1093/heapro/daab202.
94. Il a maintenant rejoint le dispositif « Mon soutien psy », qui s'adresse à tous.
95. www.enseignementsup-recherche.gouv.fr/fr/bo/2024/Hebdo26/ESRS2415963C
96. Sur 2,97 millions à la rentrée 2023 selon le ministère.
97. « Conditions de vie des étudiants », enquête nationale de l'Observatoire national de la vie étudiante, 2021. www.ove-national.education.fr
98. www.youtube.com/watch?v=PCm9U642kzQ
99. Queroue, M., Pouymayou, A., Pereira, E., Tzourio, C., Gonzalez-Caballero, J.L., Montagni, I. « An interactive video increasing French students' mental health literacy… » *Op. cit.*

100. www.tf1info.fr/education/verif-le-budget-du-ministere-de-l-enseignement-superieur-est-il-en-baisse-continue-depuis-7-ans-malgre-une-hausse-du-nombre-d-etudiants-2339382.html?utm
101. www.lemonde.fr/campus/article/2024/10/22/recours-massif-aux-enseignants-precaires-la-realite-c-est-que-l-universite-n-a-plus-les-moyens-de-fonctionner_6357910_4401467.html?utm
102. Une psychologue du SSE de l'université de Bordeaux m'a raconté qu'au sortir de la crise sanitaire, elle a été amenée à dire à un étudiant qui ne comprenait pas ce qui lui arrivait, les émotions qu'il ressentait, qu'il était tout simplement amoureux !
103. Programme de renforcement des compétences psychosociales sous forme de 12 séances d'une heure délivrées en classe. https://www.santepubliquefrance.fr/determinants-de-sante/alcool/documents/communication-congres/unplugged-intervention-cps-pour-lutter-contre-les-addictions
104. « Wellbeing and mental health programmes in UK universities. » « Student Minds ». 2020. https://www.studentminds.org.uk/
105. Varga, T. V. *et al.* « Peer support for university students: A scoping review of models, benefits and challenges ». *Journal of Mental Health*, 30(3), 248-258 (2021).
106. Ellard, O. B., Dennison, C., Tuomainen, H. « Review: Interventions addressing loneliness amongst university students: a systematic review. » *Child Adolesc Ment Health*. 2023;28:512-523. doi: 10.1111/camh.12614.

107. García-Pérez, L., Atencia-Rodriguez, M. E., Cepero-González, M., Padial-Ruz, R. « Effectiveness of physical activity, mindfulness and mind-body therapies in improving mental health of university students: a systematic review of RCTS. » *J Am Coll Health*. 2025:1-16. doi: 10.1080/07448481.2025.2492174.

Table des matières

Composition
PRESS·PROD

Imprimé en France par
CPI Bussière
en août 2025

Dépôt légal : septembre 2025
N° d'impression : 2085825
ISBN : 978-2-7499-6056-2
LAF : 3565